影像让"看病"变得如此简单

主　编　王芳军

副主编　张东友　栾金红

编　委　（以姓氏笔画为序）

王　琳　王晓东　王晓东　何　珊

陈园园　徐向阳　徐良洲　谢伟玲

中国中医药出版社

·北京·

图书在版编目（CIP）数据

影像让"看病"变得如此简单 / 王芳军主编 . —北京：中国中医药出版社
2019.6
ISBN 978-7-5132-5217-1

Ⅰ . ①影… Ⅱ . ①王… Ⅲ . ①影象诊断 Ⅳ . ① R445

中国版本图书馆 CIP 数据核字（2018）第 220723 号

中国中医药出版社出版

北京经济技术开发区科创十三街 31 号院二区 8 号楼
邮政编码 100176
传真 010-64405750
山东百润本色印刷有限公司印刷
各地新华书店经销

开本 880×1230 1/32 印张 10 字数 181 千字
2019 年 6 月第 1 版 2019 年 6 月第 1 次印刷
书号 ISBN 978 - 7 - 5132 - 5217 - 1

定价 39.80 元
网址 www.cptcm.com

社长热线 010-64405720
购书热线 010-89535836
维权打假 010-64405753

微信服务号 zgzyycbs
微商城网址 https://kdt.im/LIdUGr
官方微博 http://e.weibo.com/cptcm
天猫旗舰店网址 https://zgzyycbs.tmall.com

如有印装质量问题请与本社出版部联系（010-64405510）

序　言

医学影像学是借助各种医学成像设备和技术对人体疾病进行诊断和治疗的临床学科，与现代科技结合紧密。近年来，医学影像学技术发展迅猛，在临床中发挥着重要作用，在众多影像学专著中可窥一二。

然而，作为医学影像学服务的对象——普通民众，对其发展知之甚少，还存在不少认识上的误区。因此，有必要由专业人员来做一些科普工作，在专业与通俗之间架一座桥梁，向普通民众传播影像学发展的知识及理念。

有"医学影像专委会才子"之称的王芳军教授正是这一领域的佼佼者。在我还担任专委会主委期间，他出版了第一本影像学科普读物——《巧用光和影，病魔难遁形——医学影像学漫谈》，填补了影像学科普读物的一项空白，对专委会的科普工作给予了大力支持。

经过数年的研究和积淀，王芳军教授从"看病"这一全新的视角，再次组织业界精英共同编写《影像让"看病"变得如此简单》这本通俗读物，这对全民普及医学影像学知识具有非常重要的意义。

全书分为"看病已有照妖镜""有病无病看得清""是病非病看得明""一目了然看得准""斟斤酌两看得快""照妖镜下病魔消"等章节。作者用轻快的笔触、通俗的语言、诗意的编排，分别讲述医学影像学各种检查方法的优缺点以及如何选择，普及正常、生理变异和异常的影像学知识，并介绍一些具有特征性影像征象的疾病诊断和鉴别诊断方法。本书内容深入浅出，语言生动活泼，适合普通民众理解医学影像学的有关知识。

最后，衷心祝贺《影像让"看病"如此简单》的出版！它无疑是专业与通俗之间的桥梁，必将加深普通民众对医学影像学的理解，消除其对医学影像学的一些误解，助推医患关系的理性回归，促进医学发展！

是为序。

张东友

2019 年 1 月

张东友教授简介

张东友，男，二级教授，研究生导师，武汉市第一医院放射科主任。

社会兼职：中国中西医结合学会医学影像专业委员会名誉主任委员，中国医师协会中西医结合分会影像医学专业委员会副主任委员，中国针灸学会针灸医学影像专业委员会副主任委员，湖北省中西医结合学会医学影像专业委员会主任委员，武汉市中西医结合学会医学影像专业委员会名誉主任委员，武汉市医学影像质量控制中心主任等。任《中国中西医结合影像学杂志》常务副总编，获中国中西医结合学会医学影像专业委员会"引领学科发展特别贡献奖"。

目 录 | CONTENTS

引 言

——我们该怎样去"看"病？

有病了，自然想到的是要去"看"病，而没有人说是去"听"病、"闻"病或者"摸"病的。中医看病强调"望闻问切"，西医看病强调"视触叩听"，这里的"望"和"视"都是"看"的意思。无论中医还是西医，均不约而同地把这个"看"放在了第一位，体现了所有医生的共同心愿都是希望帮患者直接看到并且看清其所患的疾病。

为什么呢？因为人的眼睛对光线的反应非常敏感，"百闻不如一见"，"看"比"听""闻""摸"等能够得到更多的疾病信息，医生们敏锐的目光就是诊察病魔的有力武器。

然而，人体并不是透明的。再敏锐的肉眼也只能看到患者的体表，却怎么也看不到患者体内的器官。然而，隐藏在体内的疾病要比表现在体表的疾病多得多，那我们该怎么去"看"病呢？

我们的祖先早就有这些困惑，但也觉得束手无策。于是，他们就把疾病当成"妖魔"作法、"鬼怪"附体；于是，他们就幻想着神仙能够赐予他们神通广大的"照妖镜"，希望具有看清妖魔鬼怪真面目的"超视力"，再发挥将其消灭殆尽的"超能力"。

有道是"不怕做不到，就怕想不到"，祖先们千百年来的愿望现如今已经得以实现。"医学影像学"的出现和发展，让我们获得了远远不止一面，而且还各具神通的"照妖镜"。

今天，我们该怎么去"看"病？答案就是：拿起医学影像学的"照妖镜"，从体表看到体内，从器官看到组织，甚至于看到分子水平，让深深隐藏的病魔现出原形，并将其捉拿归案！

然而，这一面面的"照妖镜"虽然各具神通，但也各有缺陷。就如同用不好"芭蕉扇"，可扇不灭"火焰山"。所以，我建议您先拿起这本小书，细细品读完这"照妖镜"的"使用说明书"，您就会发现，影像竟然让"看病"变得如此简单！

第一章

看病已有照妖镜

为什么古人的寿命不如现在高？

古代医生看病，"望闻问切"后即辨证开方用药，全凭自己的经验。几千年来，这样的看病方法为人类的健康事业做出了巨大的贡献。然而，不容忽视的事实是，有不少的"疑难杂症"无法确诊，不少的"不治之症"无法治疗，又有多少人因此而早早离世？尽管古代山清水秀环境好，绿色食品无污染，但人们的平均寿命还是远不如现在。

现代社会，从空气到水源，从食品到衣着，污染无处不在，外加电磁、强光和噪声，人们的身体倍受着摧残，疾病的种类层出不穷并且花样翻新；另一方面，不少医生"望闻问切""视触叩听"的本领好像还有不小的退步，那为什么人均寿命反而提高了呢？

"人生七十古来稀，而今百岁不稀奇"。究其原因，不会有人认为是现代人金刚不坏之身"百毒不侵"吧？

我想，这其实与医学影像学"照妖镜"使许多疾病都能看得到、看得准，因而可以得到有效治疗有关吧？！

是呀，有没有病，是什么病，古代人只能凭肉眼看，但很多疾病是无法被看清的，误诊就难以避免；体现到治疗上，误治应该也是不少的，所以疗效自然会受到影响，想长命也就难了。

有多少病是无法直接看到的？

事实上，医生无法直接看到的病太多了。除了浅表的创伤、瘀斑、痈疖、静脉曲张、皮肤肿块等少数病变外，经验再丰富、视力再敏锐的老医生也无法看到人体的绝大多数病灶，比如肺的结核、胃的溃疡、肝的脓肿、肾的结石、脑的肿瘤、心的梗死、肠的缺血、脾的破裂等等。即便可以凭经验，通过"望闻问切、视触叩听"等手段进行综合分析，考虑到某些疾病的可能，但因为没有看到病灶，离确诊还是会有不短的距离。

如果仅凭医生的个人经验来诊断，没有客观指标，常常也会让患者感觉被"忽悠"；就连医生之间也常常会互不承认，难以达成共识。当年华佗被曹操砍了，就是因为曹操认为华佗在"忽悠"他，竟然想用一把小斧头劈开脑袋取出所谓的"风涎"，其他的"太医"也并不认同华佗。于是乎，华佗斧废，曹操刀快；华佗"悲剧"了，曹操也难以实现"高寿"了！

病魔深深藏，如何得长生？

如何看到深藏的病灶？

要看到深藏和隐匿的病灶，最直接的手段就是切开体表组织，将内脏器官暴露出来看。因为，就是它们阻挡了我们的视线嘛！

用开腹甚至是开胸探查的手段来查看腹部、胸部有无病变的办法，在不远的过去可能还比较流行，就是因为能够达到"眼见为实"的效果。我们看过报道，为了辨别某些工人是否真的得了职业病，甚至需要"开胸验肺"；前面一节中也说过，当年华佗想证实曹操脑袋瓜内有病，就得劈开他的头颅！

当然了，"老皇历"已经翻过！如今，想要达到眼见为实的效果，好好地利用医学影像学检查即可，根本就无须血腥。

借助于现代科技的飞速发展，医学影像学成像手段日新月异，目前已经有 X 线透视、X 线摄片、CT 检查、MRI 检查、超声检查和核医学显像等多种检查技术可以选用，而且其显示精度、诊断效率和检查速度均在不断地提高。

病魔隐藏深，影像术更精！

什么是医学影像学？

提起医学影像学，可能很多人并不知晓，但如果讲到透视、"拍片"、B超，则大多数人不会感到陌生。因为只要进过医院，哪怕是陪家人或朋友去医院看过病，都会接触到透视、拍片或B超。其实这些都是医学影像学的基本内容。

医学影像学发展到今天，已经涵盖多种成像技术，如X线成像（包括透视、摄片、造影）、CT（X线计算机体层摄影）、MRI（磁共振成像）、超声（包括B超、多普勒超声等）、核医学显像（如ECT、PET等）、分子影像、介入放射学等（图1-1）。

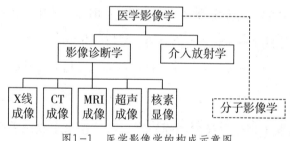

图1-1 医学影像学的构成示意图

医学影像学是现代医学的重要组成部分，它利用各种医学成像设备，对人体结构进行成像，以发现病灶、诊断疾病，还可在这些设备的监视引导下进行微创性治疗。更通俗地说，医学影像学就是用各种特殊的"照相机"，把人体内部结构拍成图片；利用这些图片就能"按图索骥"发现疾病，并可在这些特殊"照相机"下，直接对病变实施快速的治疗。

目前，医学影像学除了可进行形态学诊断（即可发现疾病的病理改变）外，还可进行功能诊断（如心功能的评估等），不仅可以帮助临床医生对疾病进行精确诊断，指导临床医生选择治疗方案，评估临床疗效，还可直接参与治疗。所以，医学影像学已经日益成为临床医生"看病"的必须。

看病心不烦，影像可帮忙！

影像检查到底有什么价值？

简单地说，影像检查的价值就在于方便医生"看"得到疾病。

人一旦生了病，通常就会感到不舒服，并出现各种症状，如发烧、咳嗽、头痛、腹胀、腿肿等。但这些症状并没有多少特异性，许多疾病都有相同或相似的表现。

比如说肺炎、肺结核、肺癌、支气管扩张等肺部疾病，都可以出现咳嗽、咳痰或咯血的症状，但因为医生看不到患者肺部的实际病变，只能根据患者的症状，对症给出止咳、化痰或止血的处方，将很可能导致炎症扩散、结核传染或肺癌转移。如果将肺部肿瘤当成肺炎，哪怕每天都用最好的抗生素，那个肺部肿瘤也是消不了的。

再比如说头痛，这种症状很可能只是因为休息不好、过于紧张造成的；也可能是由脑内出血引起的，也可能是生了恶性肿瘤。如果医生不管三七二十一，只根据患者的症状，给他点止痛药，恐怕会有不负责任之嫌了吧？

X线摄片、CT、MRI、超声等影像检查，能延伸医生的视力，看到患者体内的器官。从某种意义上来说，影像检查就像十字路口繁忙的交通警察，可以为医生指明疾病诊断的方向，并有助于医生有针对性地选择治疗方案。

巧用光和影，病魔难遁形！

为什么会有 X 线这么怪怪的名字？

X线，通常也被俗称为 X 光，是德国物理学家伦琴为他自己发现的一种"射线"所取的"怪名字"。

为什么会取这么怪的名字呢？这是因为伦琴当年对这种射线的性质并不了解。物理学家在数学上往往也有很深的造诣，数学上有将未知数设为 X 的惯例，所以，他也就沿用这种惯例，将这种尚未弄清楚性质的"未知射线"命名为"X 线"了。

X线的发现要追溯到 1895 年 11 月 8 日。那一天，伦琴在做阴极射线实验时，发现有一种奇特的射线，竟然能穿透纸张、木板甚至是薄铁片，并且使实验室中的荧光板在黑暗中发光。

X线的发现有些偶然的因素，但这一发现却又堪称是伟大的发现。因为它开创了放射诊断学这一新学科，奠定了医学影像学的基础，有力地促进了现代医学的发展。这是得到公认的伟大功绩，伦琴也因为有了这一伟大的发现而于 1901 年荣获了首届诺贝尔物理学奖。

名字虽然怪，全球都崇拜！

X 线到底是什么东西？

那么，X 线到底是什么东西呢？

现在已经很清楚了。X 线其实与一般可见光如日光、灯光、烛光、手电光一样，是一种电磁波，也有反射、折射等物理性质，还能使照相用的胶卷、相纸感光而显出图像来。

然而，X 线的波长非常短（介于紫外线和 γ 射线之间），能量非常高，穿透力特别强，不但能穿透纸张、木板、薄铁片，也能轻松地穿透人体组织，还能在穿透物质的过程中使其发生电离。X 线的这些特性，是一般可见光所不具备的。

医院用来诊断用的 X 线波长范围在 0.008~0.031 纳米，它已经超出我们肉眼所能观察到的波长范围，是一种不可见光。换句话说，如果在一间密闭的屋子里，安装有 X 线机，在不开灯的情况下，哪怕机器在发出强烈的 X 线，我们也只能看到一片漆黑。

在 X 线的性质被弄清楚的情况下，为表达对发现者的敬意，X线也已经被学界正式命名为"伦琴射线"。只不过，因为约定俗成，X线这个名称还是在被广泛使用。

需要指出的是，X线由于具有高能量，在穿透物质时会使其发生电离，这种电离效应在人体内可以转化为生物效应，引起组织细胞损伤。所以，进行X线检查时应做好防护，以尽量减少辐射损伤；另一方面，也可以利用并放大这个生物效应，制成更高能量的"X刀"，用来杀灭某些肿瘤。

X线能耐大，医生用好病魔怕！

X线是怎么看到病灶的？

说到这里，您一定很好奇：既然X线不可见，那怎么能够用来诊断疾病呢？

这里面有两个奥秘。

第一个奥秘：虽然X线本身不可见，但它毕竟是实际存在的，我们可以采用一些特殊的介质，将它的踪迹捕捉到。比如，它能够激发荧光物质（如交警、环卫人员等常穿的工作服上就涂有条带状的荧光物质）发出肉眼可见的荧光，这就是"荧光效应"；另外，X线能使照相的胶卷、相纸感光。通过这些方式就能发现X线的踪迹。

第二个奥秘：虽然X线能够穿透人体，但我们可以在X

线机上人为地设定其能量，让其不至于大到所有的 X 线都能够穿透人体，一定要有一部分被人体组织所阻挡而穿透不过去。这个事实，或者说是措施，非常重要。落实到实际工作中的程序就是"设条件"，即在 X 线机上设定适宜的电压、电流、时间等参数，以保障其发出的 X 线的"量"和"质（即穿透力）"与被照人体组织相匹配。

人体内的不同器官和组织阻挡 X 线的能力各不相同，发生病变时，其阻挡 X 线的能力也会相应地发生改变。因此，当我们用荧光物质或胶卷、胶片捕捉到穿透人体后剩余的 X 线量的信息时，其实反映出的就是人体的内部结构或病变的信息。

隐身侦探能显形，不懂奥妙可不行！

什么是透视？

透视是最简单易行的一种影像学检查方法，它正是利用前述的"荧光效应"来诊断疾病的。

通过前面的介绍，我们知道，X 线在穿过人体的过程中有一部分被组织器官所阻挡而吸收，"剩余的"另一部分射线穿透人体，它带有组织器官的结构或病变信息。只要我们在人体的另一侧放一块荧光屏，剩余射线就能激发出或明或暗的荧光，映现出组织器官的结构或病变的影像，放射科医生就可以通过这些影像来诊断疾病（图1-2）。这就是透视。

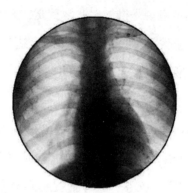

图1-2　X线透视图像

中间灰黑色的结构为纵隔，最显而易见的是心脏，后方隐约可见的是脊柱骨；两侧透亮的影像是肺，还可见多条肋骨影呈弧形走向。

透视的荧光屏堪称影像学上的第一面"照妖镜"，人类第一次拥有了无须切开就能直接看到人体内深藏和隐匿病灶的"透视眼"，这是一个多么伟大的发明呀！

"荧光效应有大用，人类首获照妖镜！"

透视有一个很大的优点，是能够实时地看到被照物体的运动，如可以看到心脏的搏动、肺的呼吸运动等，而且可以多方位地转动观察。所以，利用透视来指导血管内的介入操作（请参见第六章）也最为方便。

根据日常经验，我们知道带荧光条的衣服在黑夜中更醒目，而白天就不明显。所以，以前只有在黑屋子里进行透视，才能看到荧光屏上那微弱的光亮。但是，在黑屋子里进行透视，会令患者很不习惯，医生也很不方便，有时还会出现一些误会，引起恐慌。

当然了，现在的透视完全可以在明亮的房间进行了，那是因为科技进步，荧光屏上的微弱荧光通过影像增强器及数字化影像链转化而成了清晰的电视信号。所以，现在医生就像看电视一样来"电视透视"，多方便呀！

什么是X线摄片？

X线摄片也被称为X线摄影，通常也俗称为"拍片"或"照片"，是目前最常用的影像学检查方法之一。

前面介绍过，X线能使胶片、胶卷、相纸感光，这就是X线摄片检查的基础。

与透视检查不同，X线摄片不是用荧光屏来看图像，而是利用X线胶片。X线胶片就像是照相胶卷的放大版，用它来代替透视的荧光屏，将其放在人体的另一侧，也能将穿透人体的剩余射线信息反映出来，而且其图像的清晰度远远超过透视图像，对病变信息的反映也会准确得多（图1-3）。

以往的X线摄片，跟传统的胶卷摄影一样，需要在专门的暗室中进行显影、定影、漂洗和烘干等处理，才能够用作诊断。也是"托科技发展的福"，X线摄片也进入了数码化时代，采用"影像板"或"数字平板"代替 X 线胶片感光，摄片后的图像能够立即传送到医生的电脑或工作站桌面直接观察，甚至可以通过光纤和网络送入互联网及云端实现远程诊断。

正是因为摄片比透视的图像更清晰，能够看到更多的病灶细节，而且它的耗时少，辐射防护也远比透视方便，因而逐渐取代了透视而成为体检及一般影像学检查的首选，其应用范围很广。

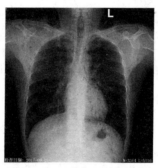

图1-3 胸部X线摄片

相对于透视图像，黑白反转；心、肺、骨等的影像更为清晰。两肺下的弧形影为膈肌影像，膈下即为腹部。左膈下的透亮影为胃内含气的胃泡。图上"L"代表左侧。看影像图像时，相当于我们对着患者看，所以患者的左侧在图像的右侧。

如何得到适用的 X 线？

毫无疑问，医学上所用的 X 线必须依靠 X 光机（图 1-4）。而一台 X 光机必须具备三大部件，即 X 线管、变压器和操作台（或称控制台）。

X 线管，也称 X 线球管，是一个高度真空的二极管，它的一端是阴极，为发射电子的灯丝，由钨制成；另一端为接受电子流撞击的阳极靶面，做成倾斜状，一般也是由钨制成，少数由钼、铑等金属制成。

X 光机的变压器有降压变压器和升压变压器（或称高压发生器）两种，是产生电子并使电子高速运行的能量来源。

操作台就是用来"设条件"的，能否得到适用的 X 线与它很有关系。一般都设置有电源开关和曝光按钮，也有设定电压、电流、曝光时间等的旋钮或按键，通过手动操作或设定程序，就能按需要得到适用的 X 线了。

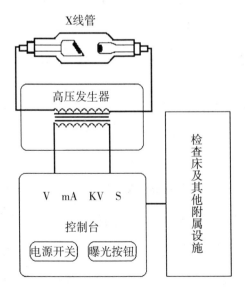

图1-4 X线设备构成示意图

X线的产生有点像人工降雨的过程，我们先对在X线管阴极施加低电压（6~12V），阴极上就会聚集许多电子，这就像我们往飞机、火箭上装上了催化剂；然后我们在X线管两端施加高电压（40~150kV），就相当于向云中播散催化剂的过程；这时，阴极上的电子会受到阳极的强烈吸引，向阳极高速行进并撞击阳极靶面，这就是催化剂作用于云；最后产生了X线，就相当于降水。

现在的X光机一般都非常先进，旋钮、按键等纷纷被改成了触摸屏，而且能够利用电离效应等原理自动进行曝光条件的补偿，得到适用X线的操作也变得越来越容易。

X线检查前为什么要更衣、除饰物？

我们已经很清楚，X线检查（透视、摄片等）是利用穿过人体后的剩余射线来成像的。人体内的器官组织的病变就是因为阻挡了部分射线，从而可被观察到它们的阴影。

人体内阻挡X线能力最强的是骨头，我们称其为高密度物质；肝、脾、肾、肌肉等软组织以及血液和水等的阻挡能力中等，我们称其为中等密度物质，在体内的分布是最广泛的；而肺或肠道内的空气阻挡能力则最弱，我们则称其为低密度物质。皮下及其他部位的脂肪密度较一般的软组织低，但比空气的密度稍高，也能够被显示出来。

　　X线检查前，放射科的技师们会要求患者脱去厚重的衣服，特别是要求除去有金属饰物的衣服，要求其摘掉耳环、项链、腰带等，其目的就是不要让这些无关的东西阻挡X线的穿透。要知道，金属物质阻挡X线的能力比体内最强的骨头都要强许多倍！

　　所以，希望各位能够主动配合放射科技师的要求，不要怕麻烦。否则，这些外在的东西会成为图像上的"伪影"，造成误诊或漏诊；或者因为医生无法诊断而必须重新检查，造成时间和精力上的浪费。请看下图（图1-5），胸片上可见明显的项链、乳罩等形成的伪影，有可能遮盖病灶的显示。

　　要拍"写真"请轻装，别帮病魔影下藏！

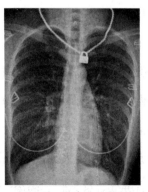

图1-5　胸片上的伪影
可见患者所戴的项链、吊坠、胸罩金属环、条纹状编织物和带扣影像。

做 X 线检查时，还应注意些什么？

除了更衣、除去饰物外，做 X 线检查时，还应注意些什么呢？

首先，要尽量除去所有可能造成伪影的无关物品。比如，身上贴有药膏，应该予以去除，当然非检查部位的除外。还需注意钥匙、钱包、皮带等，如果会与检查部位重叠，也应该预先去除。有些情况下，长发发辫、发夹等也可能与检查部位相重叠而形成伪影，同样需要作好妥善处理。

其次，有些检查需要遵照医嘱，做好检查前的准备。例如，胃肠道"钡餐"检查前，应在前一天晚上开始禁食、禁水，第二天上午空腹进行检查；"钡灌肠"检查应提前至少 6 小时以上口服缓泻剂，尽量排空肠道内容物，并禁食。拍腹部平片诊断结石时，最好也提前做好肠道准备，以免干扰结石的显示。子宫输卵管造影检查，则需要安排在月经干净后 3~7 天内进行，而且应事先做好妇检、白带检查，并做好阴道灌洗消毒才行，以免发生感染。

检查过程中，应听从医技人员的安排，配合做一些姿势或动作，如深吸气后屏气、反叉腰、高举手、翻转身体、立卧姿转换、负重站立等，以达成不同的检查目的。

此外，做好非照射部位的辐射防护也很重要。如果是妊娠、备孕及哺乳期患者，应提前告知医生，以便医生合理选择检查方法，尽量避免有辐射的检查，并做好必要的防护。

还有一点也非常重要，那就是注意安全。特别是造影检查，含碘对比剂有发生过敏等不良反应的可能，对医技人员的询问应据实回答，不要隐瞒。

相互配合很重要，严肃认真不准笑！

是啊，笑了可能会造成移动，影像模糊了如何能够确诊呀？呵呵！

为什么一定要摆成这个位置？

放射科技师在为患者照片时，常常需要患者配合摆成某种位置，但有时也很为难。特别是遇到外伤骨折的患者，动一下就很痛，有时还在出血，技师也于心不忍。但为了清晰地显示伤情或病灶，不得已，还是要将患者摆成令他并不舒服的体位。

当然，这会引起一些患者的不理解甚至是不满，很不愿意配合，说："X线不是能穿透人体吗？为什么就一定要这样摆位置？"

殊不知，X线虽然能够穿透人体，但内部结构却是重叠显示的！拍片的标准体位已经是经过了几代人长期实践的成果了，不按标准位置拍照，不那么明显的伤情或病灶就容易被掩盖而漏诊。而对于"胡乱照一下"都能够发现的骨折和脱位来说，按照标准位置进行准确摆位，也便于观察其移位情况并进行精确测量，有利于指导骨科医生准确复位，促进骨折的愈合。如果没有这种"标准意识"，真的都是"胡乱照一下"，骨科医生就很难准确复位。

试想一下"伤筋动骨100天"后，你又回到了熟悉的工作环境，然而，大家都发现你走路的姿势"怎么就那么不自然？"再查一下，原来是骨折的对位并不理想，有些偏离了。这时怎么办？是一辈子这么将就算了，还是截断骨头重新接过？

因此，"长痛不如短痛"，拍片时还是请您争取配合一下为好。当然，骨科医生应该在拍片前对骨折处进行一些必要的固定，放射科技师也应该利用一些器具协助，或者配合调整机器的投照角度等，以将患者的痛苦降到最低。

"POSE"该摆还得摆，尽力配合别见外！

X 线摄片时，站着、坐着或躺着照不一样吗？

一般说来，能够躺着拍摄的，肯定是躺着照为好，因为这时患者比较舒适和放松，又不容易因患者的晃动造成影像模糊，医患"双赢"的事都不干，岂不是"有点傻"？

然而，有些情况下却又必须"干傻事"，即一定要求站着照。哪怕是自己站着有困难的，也得要求亲友帮助，即便是极力搀扶着，也得坚持站着照。个别情况下，也有可能做个妥协——坐着照。

例如，怀疑胃肠道穿孔时，就应该站着拍片。这是因为胃肠道穿孔后，空气就会从这个破裂的"孔"中"跑"出胃肠道；站着拍片时，由于气体轻，会向腹部的最上方跑，从而积聚在胸腹部交界处的膈肌下；医生们就可以根据在膈下看到"新月状"气体影（图1-6）做出诊断，而如果是躺着照的卧位腹部平片就发现不了。

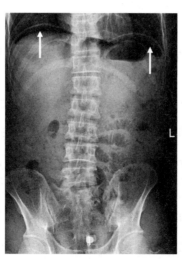

图1-6　膈下新月状气体影（白箭头所示）

　　再比如，怀疑气胸或胸腔积液的，也应该拍摄站立位的胸部片。因为气体轻而向上，液体重而向下，站立位才可以比较容易看出气胸或胸腔积液的有无及其量的多少，而躺着照就难以进行评估。当然，一般而言，胸部摄片都应该争取站着照，因为躺着照时，膈肌会上抬，肺部展不开，心脏形态位置也会有变，不利于胸部病变的显示。

　　其实还有更多的情况，如怀疑肠梗阻、判断脊柱侧弯、了解关节负重状态等等，都需要"站着照"。要明白，医生、技师们如果请您"受点累"，肯定不是想难为您，也不是"犯傻"，而是真的需要。

　　偏让站着不舒服，并非医生犯糊涂！

为什么不把前、后、内、外都照照？

　　有时，会有患者指责放射科技师，说："医生，明明我是脚脖子外侧面和后面肿了，你怎么只给我照内侧面和前面啊？骨科医生把我脚踝的前后内外都看得很仔细，你们就是不如他们负责！"

　　呵呵！这的确是一个让人"啼笑皆非"的问题。

　　不错，现代人都喜欢自拍，总想全方位而且实时地把自己的光辉形象展现到"朋友圈"。只拍左边脸，右边脸当然看不到了，所以还得来一张右边脸的特写！

然而，X光机却并不等同于我们日常拍摄所用的数码相机。要知道，X线可是具有穿透能力的，它能够穿透人体组织，展现出来的图像是人体的内部结构，而不是外表面。所以，我们在拍摄四肢或脊柱等部位的正位或侧位照片时，只需要一个位置就可以了，而不必前面照一下，再后面照一下；或者左面照一下，再右面照一下。

当然，世事无绝对。有些个别情况，也可能会照了前面又照后面，这恐怕就是发现了一些异常影像，技师想更精细地显示病灶细节而做出的特殊安排。因为，X线是呈放射状穿透人体的，离片远的那一侧影像会有些"放大失真"现象。

标准位置不可少，过多"Pose"没必要！

造影是怎么回事？

前面说过，X线透视或者拍片检查时，体内结构或病灶能够显示，是因为各个器官组织存在密度（即阻挡射线能力）的差异所致。但是，体内的许多组织器官都属于软组织密度层次，相互间的差异不大，比如消化系统、泌尿系统以及体内的血管等，反映在影像上就会缺乏对比，我们是无法直接通过透视或拍片将它们区分开的。

那么，我们是不是就真的没有办法看到这些器官的病变了呢？

不是！我们可以想办法，人为地改变组织器官之间的密度差异来达到良好显示的目的。具体一点说，我们可以通过口服、灌肠或注射的方式向器官内部或其周围引入一些密度很高（碘剂、钡剂等）或很低（二氧化碳、空气、氧气等）的物质，使原来缺乏对比的组织器官产生密度差异，从而形成黑白分明的图像，这就是造影检查。比如，正常胃在腹部 X 线透视或者摄片检查时是看不见的，但通过造影就能够看到它的清晰图像（图 1-7）。

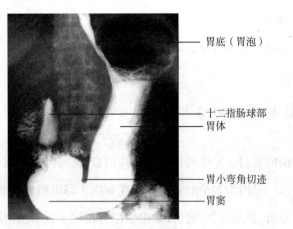

胃底（胃泡）

十二指肠球部
胃体

胃小弯角切迹
胃窦

图1-7 正常胃造影图像

迄今为止，已经开展的造影检查项目非常繁多，适用于从头到脚的全身各部位，极大地拓展了 X 线检查的适用范围，比如消化道造影、泌尿道造影、血管造影等。引入体内产生对比的物质就叫作对比剂，也俗称造影剂。

谁说你我分不清？造影过后自分明！

消化道造影为什么要喝牛奶样的东西？

人体内的消化道，无论是"上消化道"还是"下消化道"，在自然状态下与其周围的组织器官都缺乏良好的密度对比，因此，普通的透视和拍片检查是难以做出影像学诊断结论的，多数情况下就需要进行造影检查。

做"上消化道造影"，或者叫作"胃肠道造影"，是需要通过口服的方式，即直接喝下对比剂以充盈胃肠道，使其得到良好显示。所以，这种检查通常也称为"做钡餐"。

有人问，钡餐检查时医生给我喝的牛奶样"白药"是什么？有毒、有害吗？干净卫生吗？

我告诉您，那种"白药"实际上就是一种对比剂，是医用材料厂家依照国家安全卫生标准生产的，专门用于胃肠道 X 线造影检查的"医用硫酸钡"。服用后不会被胃肠道消化吸收，即喝下去后过一段时间会原原本本地从肠道排出来。所以，您大可不必担心。

如果是做"下消化道造影",还可以将牛奶样的"白药"直接经肛门灌进去进行造影,所以这种检查也称为"钡灌肠"。

无论是用于"钡餐"还是"钡灌肠"的医用硫酸钡,进入胃肠道后,由于它远远高于骨头的高密度,能够有效地阻挡 X 线穿透,所以,它能够充分地勾画出胃肠道的轮廓来,显影非常清晰。

由于硫酸钡不能被人体吸收,其他部位如子宫输卵管、胆道、血管等是不能用它来造影的。而且,在怀疑有胃肠道坏死、穿孔可能的情况下,也不要使用它来进行消化道造影。否则,钡剂长期不能清除,就可能造成很不好的后果。

还有哪些造影检查可供选择?

除了前述的消化道造影之外,之前也说过,从头到脚的全身各部位几乎都可进行造影检查。

具体一点说,全身各部位的动脉和静脉均可进行血管造影,以诊断有无血管畸形、动脉瘤、动脉硬化性闭塞、静脉血栓形成、静脉曲张及破裂出血等病变,还可协助诊断富血供的肿瘤。对于心脏来说,无论是左心、右心还是供应心脏血供的冠状动脉均可进行造影,以诊断其是否存在先天性缺损、异常分流或明确是否真的患了冠心病。

对于不孕症患者，怀疑子宫、输卵管病变，可以进行子宫、输卵管造影；当然，男性不育患者也可进行输精管造影或精索静脉造影。怀疑泌尿系统疾病时，可选择静脉肾盂造影、逆行尿路造影等。怀疑胆道疾病时，可以根据不同情况选择做经皮肝穿胆道造影（PTC）、经内窥镜逆行胰胆管造影（ERCP）或"T"形管造影等。

此外，还有窦道造影、囊腔造影、鼻泪管造影、唾液腺造影、膀胱造影、尿道造影、关节造影、椎管造影、椎间盘造影、淋巴造影等多种造影方式，可以根据不同的需要合理地进行选用。

造影检查方法多，助力医生擒病魔。

什么是 DSA？有什么用处？

DSA 是英文"Digital Subtraction Angiography"的缩写，译成中文就是"数字减影血管造影"，其实就是用于显示血管的特殊造影方法。

我们知道，X线平片是看不到血管的。将对比剂注入血管后，与周围组织产生密度对比后才能看到血管的影像，这就是血管造影，适用于全身所有的动脉和静脉血管。

但是，普通的血管造影，会因为有骨骼及周围软组织阴影的重叠，血管的显示不是太满意。于是就有人想到用"减影"的方法去消除这些重叠的阴影，并获得了成功。

现代高性能 X 线机都已经广泛采用数字化技术，通过"做做数字游戏"来减影，使得减影变得很容易。机器在对比剂到达血管前先采集一帧图像作为"蒙片"，然后在对比剂到达血管后采集系列图像，再将这些图像分别与蒙片上的"密度数值"相减。由于只有血管内的密度值前后不同，而其他重叠组织的密度值并没有变化，所以，重叠部分的影像全被减掉，血管影像就非常清楚地凸显出来（图 1-8）。

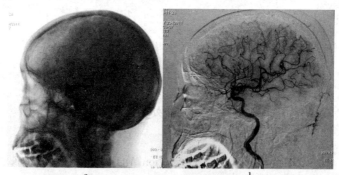

图1-8　血管造影与DSA图像

a.脑血管造影图像，血管影像与颅骨重叠，显示欠佳；b.脑血管 DSA 图像，颅骨影像减去，血管细小分支影像特别清晰。

DSA 的用处就是尽可能清晰地显示血管。追求技术进步是没有止境的，三维实时旋转 DSA 等新技术的开发，还能将多条血管间的重叠因素消除，更有利于血管性疾病的诊断，并指导后续的治疗。背景影像的减去程度也可以实现从 0~100% 人为地进行控制，以达到方便定位等特殊目的。

血管如何看减影，细节清晰诊断明。

X 线检查能发现所有的疾病吗？

X 线检查简便易行，成本低廉，已经广泛应用于临床；特别是各种各样造影检查的推广应用，X 线检查的适用范围得到了很大程度的拓展。那么，是不是任何疾病都可以通过 X 线检查而诊断出来呢？

实际上，这是不能的。因为，所有的 X 线检查方法均存在其固有的缺陷，那就是它们的图像会有重叠，不少的病变可能被掩盖而发现不了。

就像我们平常自拍的照片一样，X 线影像都是平面图像，虽然 X 线影像能够看到体内的结构，但要么前后重叠，要么左右重叠，特别是对于结构复杂的组织器官如头颅、纵隔等，重叠后的影像就很难分辨。另外，有些病变细微，变化不明显，影像重叠后，要想分辨出来更是困难重重。

另外，X 线检查对于密度的分辨力也很有限，体内一些器官组织或病变如果没有密度差异，或者差异比较小，X 线影像也无法分辨。比如，X 线检查对于发现脑组织、肝脏、肾脏、肌肉软组织内的肿瘤就非常困难。

虽是好的照妖镜，"真假猴王"也难分！

什么是CT？

CT 是英文名词 Computer Tomography 的简称，翻译过来的中文名称是"电算体层成像""计算机体层摄影"或"X线计算机断层成像技术"。

在前面的介绍中，大家已经了解到 X 线检查的固有缺陷就是影像重叠和密度分辨能力有限，针对这些缺陷科学家们一直都在绞尽脑汁地想办法，看怎么样才能弥补上这两个固有缺陷。最后还真被一位物理学家想出办法来了！

这位物理学家亨斯菲尔德（Hounsfield）先生是英国人，还是一位卓越的工程师，他在美国物理学家科马克（Cormack）等前人研究的基础上，借助于计算机技术，于 1969 年发明了 CT，并于 1972 年首次报道了头颅 CT 的应用。如果说伦琴发现 X 线有很大的偶然性，那么，CT 的发明则凝聚了许多位科学家的智慧和辛劳。由于 Hounsfield 和 Cormack 在 CT 研制方面所取得的杰出成就，他们共同获得了 1979 年的诺贝尔生理学或医学奖。

CT 通过精密的机械设计，将 X 线球管环绕人体做旋转扫描，X线穿透人体的信息就不再像X线检查那样只来自于某一个方向，而是来自于多个角度的无数个方向。这些海量的信息被探测器收集后，经过高性能计算机处理，就可获得人体被检部位的断层图像。

CT所获得的断层图像就像是切藕片。想想看，人体被切成一块块薄片，而且每一薄片的厚度已经薄到1毫米以下，医生能够观察到每一个薄片的内部结构，哪里还会有前后左右的结构重叠呢？另外，得益于计算机的强大后处理性能，CT极大地提升了密度分辨力，能分辨出普通X线平片根本无法观察的细微密度差异，对病灶的检出能力有了质的飞跃。

在一定的程度上可以说，CT是X线检查划时代的"升级版"。然而，由于CT在成像技术和图像特点等方面与传统的X线检查都有质的不同，所以，医学界并不认为CT与X线检查属于同一类的检查方法，而是认为它就是一种全新的影像学检查方法。您看，这面全新的"照妖镜"是不是更有神通？

一层一层切开看，病魔还能哪里藏？！

CT有什么绝招？

CT检查能够有效弥补X线检查的固有缺陷，即没有了影像重叠，密度分辨力也得到了空前的提高。那么，CT 是如何做到这一点的呢？

这就涉及 CT 的绝招了。

第一个绝招，是摒弃单一方向的 "投照" 成像方式，而采用了球管旋转的 "扫描" 成像方式。设想一下，您拿着个大手电，围绕某根大柱子仔细搜寻了一圈，柱子后面藏住的那个小人或小物件总会被看到的，是吧？所以，CT 的扫描方式，使得体内每个点上的结构都再也不会被其他结构所完全遮挡，每个角度都看了一遍，所有结构的全貌都观察得很清楚，影像重叠的缺陷就得到了很好的弥补。

第二个绝招，是充分依靠高性能计算机进行所谓的 "后处理"，能够按医生的需要随意调节 "窗宽、窗位"。这个技术就是 CT 能够极大地提升密度分辨力的关键秘诀，对于显示组织器官的结构或病变细节非常有意义。

什么是窗宽、窗位？专业书籍上会有比较精确的描述，可以通俗地表述如下：窗宽就是限定某一幅图上观察的密度差异范围，超过这个范围就当它不存在！而窗位就是这幅图上所能看到密度的中心值，一般多选择与想重点观察的组织或病灶的密度相近。

CT 与 X 线影像一样，都是灰阶黑白图，因为人眼对于灰阶的分辨能力有限，从最白到最黑裸眼分辨力只有 16 级，如果没有窗宽、窗位设定这一绝招，那 CT 与普通 X 线片的密度分辨力也就不可能有区别。窗宽、窗位的设定有点像拿放大镜或显微镜来观察物品，一个个"视野"（CT 则是一个个密度区间）观察，其他的先不管！所以它的分辨力才能得到很大程度的提高。

CT 扫描后，计算机内储存了扫描范围内人体组织密度的全部数字信息，有了这些信息，我们就可以根据不同的目的，分别观察各个部分或各个层次的影像。比如，当您想观察颅骨时，就设定"骨窗"，让骨质结构一览无余，暂不理会脑实质那黑乎乎的一大片；之后再设定"脑实质窗"，将脑白质、灰质和脑室结构看看清楚，也不必管那颅骨是白茫茫的一圈。同理，您也可设定"肺窗"、"纵隔窗"、"腹膜窗"以及任何您自创的"兴趣窗"，您就得到了许多不同灰度的图像（图 1-9），想怎样看就怎样看，神奇吧？爽吧？！

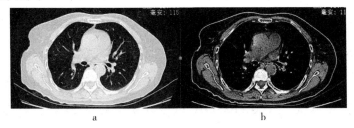

图1-9　CT肺窗与纵隔窗

a.肺窗图像，肺内细节显示好，但纵隔及胸壁其他组织难以分辨；b.同层面的纵隔窗图像，纵隔及胸壁组织层次分明，但肺内细节难以显示。

为什么要测 CT 值？

CT 值是 X 线穿过组织结构被吸收后的衰减值，反映其阻挡 X 线的能力，单位为 HU。医学界将水的 CT 值定义为 0 HU，最高密度的骨头 CT 值为 1000 HU，而最低密度的空气 CT 值为 –1000 HU，体内其他组织结构的 CT 值可由与水的密度差值而计算得出（图 1–10）。

从 CT 图像上看，同一幅图中越白的地方 CT 值越高，反之亦然；但如果对比的是不同的图，如果设定的窗宽、窗位不同，就很难凭图像的黑白来做简单对比了。换句话说，图像上的黑白灰度外观与 CT 值有关，但并不等同。

要回答为什么要测 CT 值这个问题，至少可以从三个方面来说明。

其一，CT 值可由机器自动测出，是客观的指标；而图像上的黑白灰度则只是主观的指标。要实现准确的对比，客观指标的效力肯定优于主观指标。

其二，人眼一般只能分辨出图像上 16 个深浅不同的灰度，而 CT 值从﹣1000 ~1000 HU 以上则至少共有 2000 个 HU 层次（体内的金属异物 CT 值可以远超 1000 HU）；我们在 CT 图像上看似密度相同的组织结构，一测 CT 值很可能差了许多个

HU 的密度层次。所以，测 CT 值肯定比单凭肉眼看要精确得多。

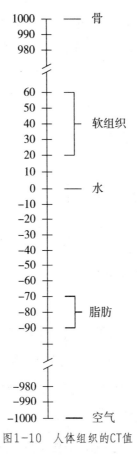

图1-10　人体组织的CT值

　　其三，由于体内的不同组织结构一般都有其特殊的 CT 值范围，测量 CT 值还有鉴别组织结构性质的作用。比如，我们在患者肝内发现了一个比较局限性的低密度病灶，但凭肉眼来看 CT 图像，无法确定这个病灶到底是含水的肝囊肿，还是含脓液的肝脓肿；而通过测量 CT 值，问题就会迎刃而解。因为，脓液的 CT 值较高，在 20~30HU 的范围，而囊液的 CT 值较低，一般只在 0~15HU 左右。同样，通过 CT 值测量，我们可以轻易地对病灶内的出血、钙化、液化坏死、含脂或含气做出准确的判断，而这些仅靠肉眼所见的黑白灰度就很不靠谱。

CT 有绝招，测值很重要，能侦体内魔，可辨"镜"中妖！

为什么 CT 也要用对比剂？

有人问，X 线检查自然对比不好时，就要用对比剂来进行造影检查，那 CT 的密度分辨力已经非常高了，为什么也要用到对比剂？

其实，尽管 CT 的密度分辨力非常高，但还是会有一些组织结构和病变的密度非常相近或完全相等，仍然难以分辨。有了造影检查的经验，遇到这种情况，很容易就想到了用对比剂来达到"更好、更强"的目的。

不用对比剂的 CT 扫描，叫作平扫。注射对比剂后所进行的 CT 扫描，则叫作增强扫描，简称为增强。其方法是，将含碘的对比剂经静脉注入体内，让其随血流循环全身，在对比剂到达需要检查的目的器官的不同时间，启动扫描以获取所谓的动脉期、静脉期、实质期等不同时期的影像。由于对比剂随血液进入目标器官，故血液供应越多的部位，带入的对比剂也越多，引起 CT 值增加的程度也就越大，这也是称其为增强扫描的原因所在（图 1-11）。

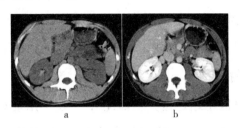

图1-11　CT平扫与增强
a.CT 平扫图像；b. 同层面的 CT 增强图像，对不同结构的分辨力有明显提高。

CT 增强扫描可以增加组织结构与病变间的密度差异，提高病变的检出率与诊断的准确性；在对血管疾病进行诊断和鉴别诊断、判断肿瘤组织的血供来源以及分辨病变与周围结构的关系等方面均有重要作用。

举一些简单的例子，CT 平扫上很难分辨血管和增大的淋巴结，而增强扫描就一目了然了；肝癌和肝血管瘤在平扫时很难鉴别，而通过增强扫描，鉴别就会轻松得多。

结合检查技术及高性能计算机软、硬件系统的进步，采用对比剂还可实现所谓的"CT 肾盂造影""CT 椎管造影""CT 三维血管造影"及"CT 胃肠道造影"等更广泛的应用。

CT 的三维重建有什么用？

CT 扫描人体，得到图像的过程就像是在做"清炒藕片"一样，将"一节藕"切成了许许多多薄薄的"藕片"，前面已有一些相关描述。

影像科医生通过这些"藕片"，一层一层地观察人体内部结构，切得越薄，细节看得越清晰，所以现代的高性能 CT 机追求越来越薄，已经可以切出 1 毫米以下的薄片。但是，切得越薄，一片片的图像也就越多，对于整体的观察却又越不直观。即"藕片"越多，哪一片上有"霉烂"可以看得更清楚，但这一又带来另一个问题，即对这"霉烂"区的立体形态越来越不好把握，似乎"只见树木，不见森林"了！

所以，准备手术的外科、骨科或其他临床科的医生们就不满意了，他们有时认为还不如看一张 X 线照片，因为 X 线照片的整体观和相互的空间位置反而更清楚。当然，将 CT 与 X 线照片相结合，取长补短是一个选项。

现代 CT 机强大的后处理功能，能够很好地解决这一问题。它能将这一片片纤薄的"藕片"重新整合为"一节藕"，即虚拟出 CT 扫描部位的三维图像，类似于"VR""3D"游戏，能以直观的三维立体图像显示出病变在检查部位中的具体位置、大小、形态及其与周围结构的空间关系，便于临床专科大夫观察分析、制定治疗措施、指导手术方案。同时，通过这些直观的三维重建图像，患者本人也能够比较容易地看出病变端倪，也方便了医患沟通。

　　CT 扫描似切片，越切越薄细节清，三维重建功能好，还原整体结构明！（图 1-12）

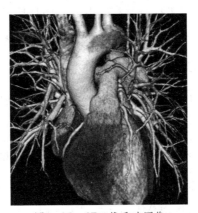

图1-12　CT三维重建图像

图示为心脏及大血管的 CT 容积再现，实际运用中还可显示为不同的彩色图像，更容易辨识不同的结构。

CT 检查是完美无缺的吗？

　　CT "横空出世"，它的能耐似乎无穷，让人惊艳，一时引来 "粉丝" 无数！

　　是呀，一个活人，不伤筋，不动骨的，不知不觉中被切成 "藕片";具有图像清晰、解剖关系明确、密度分辨力高、可多方位观察等诸多优点,有病没病的看得这么清楚,太让人"跪拜"了!于是就有人"抢购"扫描机会:我有钱,快给我来个全身照!

那么,是不是CT检查可以用来"疯狂自拍",天天发上"朋友圈"?

答案当然是否定的。

首先一点,CT检查是有辐射的,而且比X线摄片的辐射量还要大得多。例如,做一个胸部CT平扫至少相当于拍了10次胸片,如果是做冠状动脉的CT扫描,可能会相当于数百次胸片。全身照下来,这个量就可能成为"难以承受之重"。这对于婴幼儿、孕妇及特殊体质的人来说,更应该慎重。

其次,CT对软组织疾病的诊断也有很大的局限性。尽管它比X线摄片的密度分辨力有了极大的提高,但对于盆腔及关节内等处的软组织分辨力还是很不理想。当体内存在金属异物时,其伪影也很难完全消除,影响其邻近结构的显示。

另外,CT增强扫描需要含碘的对比剂,对于碘过敏、肾功能及心肺功能不全的患者来说,也应该"悠着点"。

顺便说一句,有钱很好,但也要看看有没有那么多资源来"折腾",人家还在排队预约,急着诊断,"壕"们就别再"瞎凑热闹"照全身了!

哪有完美无缺?只有用当其所!

为什么做胸、腹部 CT 时要屏气?

各位有爱好自拍留影的朋友,一定清楚在拍"写真照""特写照""标准像"时,是要摆好"POSE"不能随便乱动的,是吧?同样的,X 线检查或 CT 检查时,其实就相当于在给内脏器官照相,也需要"别动!"才好,否则影像模糊不清,是会"认错人"的。

头颅、四肢等处的固定比较容易实现,躺着不动就行了。但是,胸腹部的静止就比较困难,呼吸运动对胸部的影响显而易见,对上腹部的影响也不小;同时,胸部还有心脏的搏动,腹部还有胃肠道的蠕动等,这些都可能影响到影像的清晰度。

相对来说,呼吸还比较好控制,所以在做胸、腹部 CT 或 X 线摄片时,医技人员一般都会要求患者要像在潜水那样屏住呼吸。根据检查目的的不同,或是要求深吸气后屏气,或是要求平静呼吸后屏气,又或是呼气后屏气。屏气做得越好,图像就会越清晰。

心率和肠蠕动的控制,单纯下个指令可就不行了,所以通常是采取"忽略"的态度由它去了。如果是特别需要,也会用点药来"有限地"控制心率(如冠状动脉 CT 扫描时)或控制肠蠕动(如胃肠道低张造影时)。

吞咽运动对头、颈、胸、腹的成像都可能产生影响，但因其控制非常简单，很少有人在意而已。借这个机会也提个醒，别在医技人员下达"别动"指令时吞口水哟！

要做好 CT 检查，还应注意什么？

CT 检查是 X 线检查的"升级版"，前面针对 X 线检查的注意事项，对于 CT 检查来说，基本上也是适用的。

第一，要尽量避免伪影的产生。应除去所有可能造成伪影的无关物品，特别是金属。虽然 CT 是旋转扫描方式，异物对体内结构的遮挡有限，但由于金属的密度实在是太高了，如不去除也会形成很明显的"放射状"伪影，影响成像的质量。

第二，要做好检查前的准备。尤其是在腹腔、盆腔检查前，应做好相关准备，具体的要求请听从医技人员的指导，遵嘱进行，很有必要。

第三，检查过程中尽量保持静止。应听从医技人员安排，配合摆位、控制好呼吸。

第四，注意辐射防护。特别是妊娠、备孕及哺乳期患者，应提前告知医生，以避免辐射危害。

第五，增强扫描因为需要用到碘对比剂，有过敏体质、严重心肾功能不全、甲亢、骨髓瘤、糖尿病、肝功能衰竭等的患者应提前向检查医生说明。检查结束后如有任何不适，应立即告知医护人员，不能擅自离开。

心中多根弦，保质保安全！

哪些疾病适宜选择 CT 检查？

当 X 线检查难以确定诊断时，下一步的选择往往就是进行 CT 检查。总体来说，全身各部位都是 CT 检查的适用范围。当然，随着其他影像检查手段的兴起，会有更适宜的优选次序（参见本书第五章）。适宜选择 CT 检查的疾病或部位简列如下：

1. 肺部疾病：包括肺实质和肺间质的所有疾病，CT 检查非常适宜，特别是在显示被心脏大血管重叠掩盖的病变更有优越性，还能清晰显示肺部疾病与胸膜、横膈、纵隔及胸壁的关系。目前超低剂量扫描还已推广应用于肺癌的普查。

2. 骨骼肌肉系统：CT 在显示骨骼微细结构方面很有优势，能够判定骨肿瘤的内部变化及侵犯范围。此外，对复杂部位或特殊类型的骨折诊断也有明显优势。

3. 心血管疾病：CT 增强三维血管成像有很好的精细度和符合率，无论是显示冠状动脉及其斑块分析，还是显示全身其他血管的病变，CT 的优势日渐突出，几乎可比肩 DSA。

4. 腹部及盆腔疾病：肝、胆、胰、脾等实质器官病变，胃肠道及泌尿生殖系统疾病，CT检查对其定位、定性诊断都有较大价值。

5. 中枢神经系统：对脑出血的诊断敏感，其他疾病如脑梗死、颅内肿瘤、脓肿与肉芽肿、寄生虫，椎管内肿瘤和椎间盘突出等也能做出诊断。

6. 头颈部疾病：可用于对眼、耳、鼻、咽及甲状腺的占位性病变及其他病变的诊断。

CT诊病用途广，肺、骨、血管尤其强。

用CT来体检？要不要这么奢侈？

将CT用于体检，这在不久前还是一定会被批判的！原因就是：太奢侈，且不注意辐射危害。然而近年来情况有所变化，CT用于体检可以接受，且逐渐有受推崇的倾向！

人在世间走，受七情六邪之扰，难免生病。而不少疾病，特别是肿瘤，在早期是没有什么症状的，而延误诊疗的后果则又非常严重。所以，定期体检受到越来越广泛的重视。

影像学在体检中的作用十分重要。胸部一般是拍X线平片，它能够清晰地显示肺部病变（如炎症、肿块、结核等），对心脏、纵隔、横膈、肋骨、胸椎及胸壁软组织等亦有较好显示；

腹部和盆腔则一般是做 B 超检查，对肝、胆、肾、脾、膀胱、子宫和前列腺等的观察比较满意；颈部的甲状腺、胸部的乳腺一般也是首选超声来做体检。所以，常规的体检，采用 X 线平片和 B 超基本上就解决问题了，通常不必劳 CT 的大驾。

　　然而，胸部平片由于会受到重叠的影响，病灶有可能被掩盖而漏诊；同时，由于分辨能力的不足，1 厘米以下的病灶难以被发现。而 CT 则没有视觉盲区，早期的肺癌、微小转移瘤及淋巴结增大等病灶的显示精度已达毫米级（图 1-13）；另一方面，由于设备和技术的进步，制约 CT 应用的"拦路虎"也不断被清除，如低剂量技术已经大大降低了辐射危害，检查费用也在降低，已经称不上"奢侈"检查了。

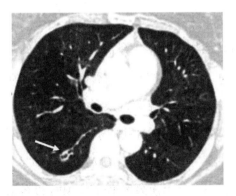

图 1-13　CT 发现肺内微小病灶（白箭头所示处）

　　当然，滥用 CT 来体检还是不对的，目前主要推荐胸部低剂量 CT 体检用于肺癌的高危人群，如 50 岁以上、烟龄 20 年以上、有肺癌家族史或身体其他部位有过癌症者。

科技在发展，认识需更新。

什么是 MRI？

MRI 是磁共振成像（Magnetic Resonance Imaging）的简称，它是利用原子核内的质子在磁场中的共振现象（核磁共振）来成像的一种优秀的影像学检查方法。

诸位一定喝过鲜榨果汁吧？杯中的果汁并不均质，常有沉淀，"喝前摇一摇，味道大不同"；如果没喝完，静置后又会出现沉淀。MRI 的原理有点类似，"鲜榨果汁怎么样，摇摇均匀再来看"。

人体与其他物质一样，都是由分子构成的，分子又是由原子构成的，原子核内的质子是有磁性的。在强大的 MRI 静磁场作用下，杂乱无章排列的质子会按着磁场方向排列；随后，设备发射射频脉冲对这些质子进行激励，使其产生共振，相当于将其"摇一摇"；停止激励后，设备即采集质子回复原状的信号，相当于"再次静置果汁"。MRI 设备采集的信号经计算机处理，即可形成图像。

体内的质子分布也是不均匀的，且受到所处环境（与相邻其他质子的相互关系、紧密程度等）的影响。就像不同品种、不同浓度的果汁在"摇一摇"后回复沉淀的速度不同一样，不同的器官组织以及是否有病变，它们在激励后的回复信号也是不相同的。利用这一特点，就能诊断人体内部结构有无病变。

到底患了哪种病？请入磁场振一振！

MRI 与 CT 有什么区别？有什么优势？

MRI 与 CT 最大的不同，在于它不需要 X 线，只利用人体自身原子核内的质子来成像就可以了。

另一个很大的不同，是 MRI 与人体组织的密度无关，故在观察 MRI 图像时不再用"密度"这个概念，代之以"信号"，即 MRI 图像上的黑白灰度只与组织器官的 MRI 信号强度相关，信号越高则越明亮，反之亦然。而决定信号强度的因素（或参数）则有很多，既有组织器官自身的因素，如所含质子数的多少、含水量及其结合状态、细胞的形态特征、血液的流动快慢等，也有设备的扫描参数设定因素等等。

正因为 MRI 与 CT 的原理不同，它们的适用范围也有不同。如高密度的骨骼和低密度含气的肺在 CT 图像上由于密度对比好就显示得非常清晰，但由于它们的质子密度很低，MRI 信号也就不高，反而难以显示。对于软组织病变，由于密度差异不大，CT 的显示有些无能为力，而 MRI 则可以通过设置不同的扫描参数，形成非常丰富的信号差异，从而得到良好显示（图1-14）。

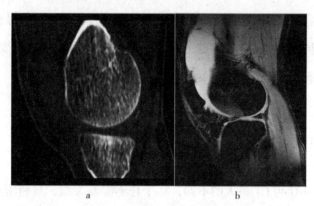

a   b

图1-14 MRI与CT图像的区别

a.CT图像，对骨的细节显示清晰，但周围软组织显示不良；b.MRI图像，各种性质的软组织有明显信号差异，但骨的细节显示不如CT。

对比了MRI与CT的不同以后，MRI的优势也就明朗了。这就是没有辐射危害，软组织分辨力特别高。所以，对于孕妇和婴幼儿这些对射线敏感的人群，就应该优选MRI检查；而对于观察脑、脊髓、肌腱、韧带、软骨及关节内结构等软组织来说，选用MRI也有极大的优势。

质子便是信号源，没有辐射心坦然。

MRI适合检查所有的疾病吗？

前面提到，MRI优势明显，没有辐射危害，软组织分辨力又特别高。更进一步说，MRI图像清晰细腻，可以各种方位直接成像，即不但可以"横着切"，还可以多个角度地"纵向切""斜向切"，就更没有重叠之扰了；而由于它的成像与密度无关，故体内也不会出现如 CT 那样的高密度伪影干扰，因此，MRI 对组织器官形态结构的显示有显著的优势。另一方面，液体的流动、温度的高低、化学物质的构成及代谢、水分子运动的方向等都能成为 MRI 可资利用的信号因素，因此，MRI 还能实现一定程度上的"功能成像"。

由于 MRI 具有这么多的优势，就不怪有人在医生给他开 X 线摄片或 CT 检查时提要求："你直接给我开 MRI 吧，我有钱，想用好的检查，免得有辐射！"

那么，是不是任何人、任何疾病都适合 MRI 检查呢？

目前来说，答案还是否定的。其理由如下：

1. MRI 检查时间长、噪音大，有些患者检查时很难保持一直不动，尤其是有帕金森这类疾病或精神上不能自控的患者，容易出现运动伪影，就像照相时容易"发虚"，这类患者需要慎用。疑有脑出血或其他部位出血的患者，MRI 显示不如 CT 敏感，成像又不如 CT 快捷，也不适宜 MRI 检查。

2. MRI 机器空间狭小，有些患者（如幽闭恐惧症）进去后，会感觉胸闷不适、呼吸困难、心慌……这样的患者也无法进行检查。

3. MRI 对钙化、骨皮质等显示的是黑影，人眼不敏感，而 CT 图像上呈现的却是高密度的白影，容易被发现。所以，胆囊结石、泌尿系结石、骨质增生硬化性病变等也不宜 MRI 检查。

4. 体内有金属植入物的患者一定要慎做 MRI。虽然镍钛合金等材质没有问题，但许多患者并不清楚自己体内的植入物是什么材质，如果是铁磁性的，轻者影响图像质量（图 1-15），重者可能出现安全事故。如果搞不清体内植入物的材质，只能"忍痛割爱"，放弃 MRI 检查！另外，MRI 的高磁场可能使心脏起搏器失效，诱发生命危险，这类患者也不能进入 MRI 扫描室。

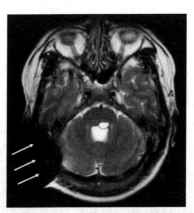

图1-15　金属物产生的伪影
图为头颅 MRI 图像，患者戴有金属耳环，引起局部影像缺失（白箭头所示）。

又好又安全？其实不尽然！

想做一次 MRI 全身体检好吗？

有人提出要求说："医生，我体内既没有金属植入物，也不是脑出血患者，就想做个全面体检，请帮我开个全身的 MRI 检查吧！"

先打个比方，除了贫困人家，很多家庭很可能不只有一口锅，而是会准备各式各样的蒸锅、炒锅、煎锅、电饭煲，有的人家还会有高压锅、砂锅、养生锅等，锅的功能不一样，烹饪的菜式才会滋味诱人。

同样的道理，MRI 需要使用不同的检查线圈来适应各个不同的检查部位，这些线圈就如同烹饪用的锅，不是一个锅能做所有的饭菜；MRI 检查也不能"一锅烩"来做全身检查，只能一个部位一个部位地检查。

可能又有人说了："医生，您理解错了！您可以一个部位、一个部位地换线圈呀，慢慢来，我不急的。"

但是，目前 MRI 检查还比较费钱，还特别耗时。前面都说过，拿 CT 来体检都被批判"奢侈"，好歹 CT 检查会快得多，也相对便宜。目前医疗资源那么紧缺，大医院排队做 MRI 检查的要等好些天才能轮上，你不急，医技人员和排队等候的患者们可比你急多了，就请你这个"壕"别挤占太多稀缺的资源了吧！

不是不可行，轻重缓急分！

为什么 MRI 检查前要过安检？

做过 MRI 检查的患者或陪同的家属会注意到，MRI 检查候诊区都有醒目的提示：严禁佩戴任何金属物进入 MRI 检查室！医技人员也会要求受检者更衣，有的医院加装有拦阻索带防止误入，有的医院甚至还配有安检仪器。

那么，为什么要这么做呢？

众所周知，MRI 是利用磁场来成像的。随着设备性能的提升，磁场强度越来越高，金属物品对设备和人体的潜在危害越来越大，受到伤害的案例也时有发生，故而引起了广泛的高度关注。

举一个实例：一位女患者在清理金属物时遗漏了一枚硬币，进入 MRI 检查室后，忽然感觉自己的脸被什么尖锐的东西划破，不由自主地尖叫了一声。患者的儿子听见母亲尖叫，从室外冲进检查室，却使母亲受到更大的惊吓：只见他神速地贴到了 MRI 机器上，动弹不得！原来，这个男孩穿着由金属片缝制的马甲，被机器牢牢地吸住了。众人齐力想将男孩拉开，多次尝试却不成功，只得剪开马甲，才使男孩恢复自由，可男孩的前胸、后背已经留下深深的金属片压痕。男孩虽无大碍，可这台 MRI 机器却已经不能继续工作，而需要大修了。

这个实例中，硬币受 MRI 磁场吸引而飞出，划破了患者的脸；男孩身上的大量金属片同样受到 MRI 磁场吸引，竟然产生巨大的力量，将男孩牢牢吸住而不能松开。

要知道，MRI 机器及检查室内存在非常强大的磁场，金属物品受到磁场的吸引会产生移动。无论是体内的金属物（心脏起搏器、金属夹、金属内固定、人工关节、金属假牙、支架、弹片等）还是体外的金属物（手机、手表、磁卡、耳环、项链、头饰、硬币、打火机、眼镜、钥匙、胸罩等）都一样，即使是很小的金属物，也会被机器迅速吸引，其速度可能足以击穿或损坏机器，或者伤害到人体。除了移动伤害外，金属在磁场中还会产热，也可能成为造成患者伤害的因素之一。

因此，如果体内有这些金属物就不能接受 MRI 检查；而体外有金属物则必须完全清除后才能进入 MRI 检查室。日常所用的轮椅、平车、病床更是绝对不能进入 MRI 检查室（可由无磁转运床进行转运），否则撞到人身上将会有生命危险！

当然，近年来出厂的骨科或介入所用的金属植入物已经基本上全部改为无磁性的钛合金制成，钛金属不受磁场的吸引，这样的患者进行 MRI 检查是安全的。这些情况，患者应有所了解并及时告知医技人员以获得必要的检查指引。

什么是超声检查?

超声检查,也称超声成像(ultrasonography,USG),是将超声波束发射到人体内,在组织中传播,当正常组织或病理组织的声阻抗存在一定差异时,它们组成的界面就会发生反射和散射;接收回波,加以检波、放大等处理后显示为波形、曲线或切面图像,借此进行疾病诊断。

以上说法比较"正式",不好理解,我们打个比方:超声检查就像我们在市场上挑选西瓜,拍一拍,弹一弹,听听回声,就可以判定西瓜的生熟。其实西医四诊"视触叩听"中的"叩"用的也是这个原理。但是,拍、弹、叩所用的声波传递与接收,所得到的信息量非常有限。科学研究表明,改用超声波则可以极大地提升这种效能。

声波无音化为影,病魔恶疾显原形!

超声的原理是什么?

所谓超声波,顾名思义就是说这种声波频率已经超出人类耳朵所能听到的最高值(图1-16)。人耳能听到的声波频率范围为 20~20000 赫兹（次／秒），所以，频率高于 20000 赫兹的声波就是超声波（低于 20 赫兹则为次声波），医学诊断所用的超声频率一般选定为 2~15 兆赫兹（1 兆 =100 万）。

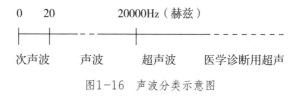

图1-16　声波分类示意图

　　超声的原理就像前述挑西瓜的过程。轻拍西瓜就相当于将超声波束发射到体内，而回声、震动和手感就相当于收集回波的过程。不同的只是超声波的频率很高，而且人的耳朵听不到，需要有专门的仪器（超声诊断仪）来接收回波。

　　超声波发射到人体内，遇到不同组织的交界面时，就会发生反射、折射、散射等现象。与 X 线穿过人体一样，超声波在人体组织中也会被吸收而衰减；而人体各种组织的形态和结构是不相同的，因此其反射、折射及吸收超声波的程度也不同。医生们借助于超声诊断仪器所显示的波型、曲线或影像特征，就可以辨别人体内的各种组织器官、正常或病理组织；结合解剖、生理和病理知识，便可诊断体内是否存在病变。

　　组织不同回声异，超声简捷又便利！

常用的超声检查方法有哪些？

超声检查是影像学检查中的一个门类，包括多种具体的技术方法，大致有如下几种。

1. 二维超声，即通常所说的"B超"，临床最常用。为体内组织器官的切面图像，能够观察组织结构及病变的形态、大小、部位、边界、内部结构、毗邻关系、后方回声、脏器活动情况及功能等信息，图像直观而清晰，容易发现较小病变，对肝、脾、胆囊、胰腺、肾及膀胱的多种病变能及时获得早期诊断。

2. 多普勒超声，也有人简称为"D超"，它又包括连续波多普勒、脉冲波多普勒、高脉冲重复频率多普勒等方法，主要用于血流的定量和定性分析，反映组织器官的血流灌注。对诊断四肢动、静脉疾病、部分先天性心脏病（如大血管转位、动脉导管未闭等）很有价值；产科还可用来观察胎动和胎心。

3. 超声心动图，即"M型"超声检查，也可看作是"B超"的一种变异，主要应用于心脏的检查，它加入了时间的因素，能把心脏各层组织的回声展开成为一组不同深度和厚度的曲线图形；同时，也常加入心电图显示记录。可用于诊断各类心脏病，如风湿性瓣膜病、心包积液、心肌病、心房内黏液瘤、心功能测定及各类先天性心脏病的手术前诊断和手术后随访。

4."A超"，它将超声波回声在示波屏上以波幅的高低、多少、形状及有无等方式显示出来，是最早应用于人体的超声检查方式，目前已基本上为B型超声所取代。

此外，还有C型、P型和F型超声，超声CT和超声全息装置，超声显微镜、超声波内窥镜以及超声三维立体显示等新技术也在不断探索研究中或逐渐应用于临床。

超声检查具有实时动态、操作简便、费用低廉、无特殊禁忌证等优点，可以多次重复，又能及时获得结论，因而深受医生和患者的普遍欢迎。

超声检查前需要做什么准备？

超声检查前的准备工作主要是为了提高检查的成功率和诊断的符合率，检查目的不同，准备的要求也不一样。具体的要求可以咨询医技人员，或仔细阅读检查预约单上的注意事项。

1.需要空腹进行的超声检查，主要用于上腹部，如观察肝、胆、胰、脾、肾和上腹部包块等。上午检查者于前一天晚餐后禁食，下午检查者中午须禁食。

2.需要适度憋尿后进行的超声检查，主要用于下腹部和盆腔，如观察膀胱、前列腺、子宫及附件、早孕、下腹部肿块等。可在检查前1~2小时喝水（或饮料）1000~1500毫升，之后不要排尿，使膀胱充盈，检查完后才排尿。

3. 腹部和盆腔超声检查需要与其他检查适当错开检查时间，如胃镜、肠镜检查后 2 天，X 线胃肠道造影检查后 3 天再行超声检查比较好。

4. 腹胀、便秘的患者，最好在超声检查前服用促消化药物，协助排气、排便，以免大量的肠内容物影响超声图像质量。

5. 不需要特别准备的也有很多，如心脏、四肢血管、甲状腺、乳腺、胸水、经颅多普勒超声检查，妊娠 3 个月以上者就无须特殊准备。妇产科经阴道或直肠腔内超声也不必憋尿。

值得指出的是，有些检查前准备会给患者带来一些不适，医患间需要做好沟通，取得良好配合才好。

为什么要大量喝水、憋尿？超声医生为难我吧？

不时听到抱怨，说去找医生做个 B 超，医生却让他先去喝水，还不让拉尿，喝完一瓶不够，还让再喝一大瓶！明明都快憋不住了，医生却让他再多等一会，这不是难为人吗？

大量喝水后再憋尿，人为造成"三急"，的确不太舒服，有时还称得上"难受"。然而，医生真没必要为难你，而是某些超声检查前必须要做这些准备。

超声有一个很奇妙的特性，就是在水中透过是没有回声的，也不会"衰减"，这对于观察其后方的器官非常有利。比如女性的子宫及附件，男性的前列腺均位于膀胱后方，膀胱空虚时常被其遮挡而看不清楚。如果膀胱因憋尿充盈良好，其内的尿液就成为良好的"透声窗"，被它覆盖的那些器官反而会显示得很清楚。

同理，检查胰腺时，也需要喝大量的水让覆盖它的胃充盈起来，以形成良好的"透声窗"，否则超声观察胰腺也会有困难。

此外，膀胱或胃充盈良好后，其管壁能够均匀地展开，对于更好地显示膀胱壁或胃壁本身的结构也非常有利（图1-17）。

所以，医生让你大量喝水、憋尿可不是难为你，而是为了获得准确的诊断信息，反而是负责任的表现。

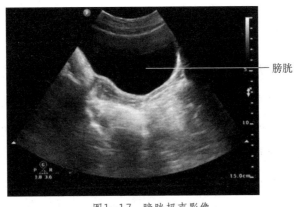

——膀胱

图1-17 膀胱超声影像

看超声影像，需要关注什么？

我曾拟过一首顺口溜："超声影像看回声，结构边界和外形，血流定量兼灌注，功能活动与毗邻。"可以说是比较简洁而全面地回答了这个问题。

体内不同组织器官的超声影像包含许多信息，可从以下几个方面入手进行分析。

1. 内部结构回声。正常组织器官都有相应的回声特征，如果正常回声失常或有异常回声都代表着病变的存在，不同的回声改变也预示着不同的病变性质。

2. 边界回声。器官或病灶的边界反映不同回声组织的界面，边界完整光滑，或模糊不规则，往往代表着不同的病理性质。此外，病灶边界回声的强弱，有无"光环征""声晕征"等伴随表现，也对病灶性质的判断有帮助。

3. 形状和大小。体内各器官都有一定的外形特征和大小范围，如果超出了一定的限度，都是不正常的。病灶的形状是圆形、卵圆形、分叶状、条索状，还是不规则形，是小的结节，还是大的肿块，都在一定程度上提示病变的性质。

4. 功能及定量分析。器官的功能变化（如胆囊收缩、胃肠排空及蠕动功能等）、血流灌注及病灶的血供模式等，也有助于对病灶特性的整体把握。

5. 病灶与周围结构的关系。是压迫推移、粘连或浸润，也能在一定的程度上反映病变的性质。

总之，应养成全面观察和系统分析的习惯，才不至于造成超声诊断的错误。

超声检查时为什么要在身上涂黏糊糊的东西？

超声波的特性与 X 线不一样。X 线很容易穿透空气，在水中却有衰减；而超声波非常容易穿透水，而穿过空气却又非常难，几乎 100% 都被反射。明白这个原理很重要。

气体的存在对于超声的传导非常不利，这也是超声检查对于含气脏器效果不佳的主要原因。通过皮肤实施深部组织器官的超声检查时，超声探头和皮肤之间实际上无法做到紧密接触，其间的薄层空气会将超声波完全反射掉。如果不解决这个问题，想要超声检查体内组织器官的目的就只有落空了。

怎么办？前面说过，水可以形成很好的"透声窗"。把皮肤用水打湿，以排除空气来实现"透声"的目的不行吗？

当然也行。不过，水很难在皮肤与探头之间停留，不是流走了，就是很快干了，观察效果不能令人满意。

科学家们经过不懈努力和优选，已经开发出了比纯水优良得多的替代品，即超声耦合剂——那种涂在身上黏糊糊的东西。

目前应用的耦合剂一般都是由高分子材料为主配制的水溶性物质，具有透声良好、不易流淌但又容易挤出，润滑、无油，一擦即净，不污染衣物，不易变质、不腐蚀探头、不刺激皮肤等优良性能。使用耦合剂后，就能排除皮肤与超声探头之间的气体，从而能够很好地显示出体内脏器的超声图像。

超声主要用于哪些疾病的诊断？

由于超声检查简便快捷、无创伤、无痛苦，而且不像 X 线和 CT 检查那样有电离辐射，因而广受欢迎。

目前，超声检查已经广泛应用于全身各个部位，甚至成为许多内脏软组织器官首选的影像学检查方法。可以简单地归类如下：

1. 实质器官（如肝、胆、脾、胰、肾、乳腺、甲状腺、前列腺、子宫、卵巢等）的病变，包括炎症、脓肿、囊肿、积液，肿瘤、结石、异物和创伤等。

2. 血管疾病：包括动脉硬化斑块、动脉瘤、动静脉瘘、静脉血栓等。

3．心脏疾病：包括先天性心脏病、心脏瓣膜病、心肌病、心包积液、心脏肿瘤等。

4．妊娠：包括早孕、妊娠期检查、胎儿及胎盘有无异常等。

超声检查有什么限度吗？

所谓"一物降一物"，哪有可降一切妖魔的通灵宝贝？超声检查同样也有局限性。

首先，受超声波的物理特性所限，超声图像易受气体和皮下脂肪的干扰，对骨骼、肺、肠管的检查受到限制。

其次，超声在人体内传播过程中，遇到人体界面的复杂性，或者由于仪器性能和探查技术等原因，可能造成图像失真，出现伪影，将影响对疾病的准确诊断。

此外，超声图像的显示范围较小，空间分辨力和整体观不如 X 线、CT 和 MRI。

超声本事大，诊病当先锋；运筹无误漏，明察再点兵。

什么是核医学和核医学显像？

大家都听过居里夫妇和镭的故事吧？

　　法国物理学家贝克勒尔发现了铀盐的放射性现象后，居里夫妇倾注毕生精力，发现了钍、钋和镭也有放射性，其中镭的放射性比铀还要强百万倍。由于在发现放射性物质上的突出贡献，居里夫妇和贝克勒尔共同获得了 1903 年诺贝尔物理学奖。随后，一大批科学家前仆后继地投入相关研究，不断有新的具有放射性的物质被发现。

　　前面的问题中，我们说过 X 线。X 线是电子二极管通电后所产生的，电源切断后就不会再有射线。放射性物质却能够在自然条件下，自发而不间断地放射出 α 射线、β 射线或 γ 射线。

　　所谓"核医学"，就是利用能够自发地发出射线的放射性"核素"来诊断、治疗疾病的一门学科。这跟利用 X 线来诊断疾病的"放射诊断学"有本质的区别。

　　"核医学显像"又称为核素显像，是核医学的一个分支。它是将显像剂（放射性核素或其标记物）引入人体内，参与特定器官组织的循环和代谢，并持续发射能穿透组织的射线；由于不同器官组织对显像剂摄取或代谢存在差异，用核医学显像设备在体外探测并收集射线信息，经计算机处理后，就形成了显像剂在体内分布不一的图像，从而可对疾病进行诊断（图 1-18）。

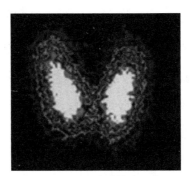

图1-18　甲状腺核素显像

由于核医学显像也是利用图像信息来诊断疾病，所以，它也就成为医学影像学的一部分，成为又一面具有特殊能力的"照妖镜"。

常用的核医学显像方法有哪些？

目前常用的核医学显像方法主要有"单光子发射体层成像"（SPECT）和"正电子发射体层成像"（PET）。

各位可能都注意到了，这两种显像方法，都有"发射体层成像"这几个字，而这体层成像也都是在计算机辅助下进行的，也就是说它们也属于"电算体层成像"即"CT"。但是，与本书前面介绍过的从外部射入 X 线的"穿透型 CT"不同，它们所用的射线来源是在体内聚集的"显像剂"所发射，所以称之为"发射型 CT"，即"ECT"（图 1-19）。

换句话说,"ECT"包括"SPECT"和"PET"。与前述"CT"相似的是,都是利用配置有高性能计算机的成像设备,检测带有器官组织信息的放射线,并获得人体的断层影像。不同的是,"CT"所用的射线来源于 X 线球管,它从外部贯穿整个人体,检测的是吸收衰减后的信息;而"ECT"所用的射线是显像剂从体内向外发射的 γ 射线光子,检测的是它在器官组织中的浓集和代谢信息。

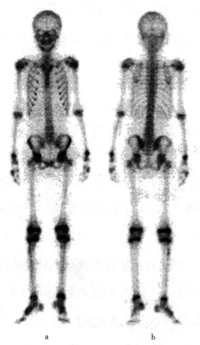

a   b

图1-19 全身ECT骨显像

a.前位图;b.后位图

有关"SPECT"和"PET"的设备构成、成像原理及方法等内容，本书限于篇幅，不准备做详细介绍。如果大家兴趣上来了，可以去检索和查阅更专业的书籍。

核医学显像有哪些优势和不足？

核医学显像的最大特点是"功能成像"，这与前述的 X 线、CT、MRI 和超声"形态成像"有很大的不同。

病变的发生一般都是先有功能改变，然后才会有形态和结构的改变。核医学图像能够反映器官组织的血流、代谢和排泄等功能信息，能在疾病早期（尚未出现形态和结构改变之前）就做出诊断。所以，核医学显像的首要优势，就是具有很好的"敏感性"，即能够早期诊断疾病。

其次，核医学显像可以根据显像目的选用能在特定器官或病变组织聚集的显像剂，特异性地显示肿瘤、炎症、转移性病灶等，具有很高的"特异性"，即不容易搞错。

但是，核医学显像也有不足。如图像分辨力不高，对解剖结构的显示远不如 X 线、CT、MRI 等形态影像；显像技术相对复杂，图像影响因素多；特异性显像剂只能显示特定的靶器官，邻近器官则显示不良（图 1–20）。

此外，核医学显像存在"不间断"的持久"放射源"，在辐射防护方面比 X 线、CT 检查时相对复杂；在放射性药物的制备、运送、保存、给药以及后续处理等环节的失误均可导致放射性污染，值得注意。

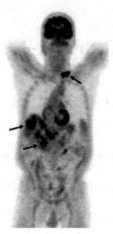

图1-20 PET图像

图像能敏感显示肿瘤及转移病灶（黑箭头所示），但组织器官的轮廓结构显示不良。

核素显像重功能，高度敏感很特别。

为什么会有 SPECT/CT 和 PET/CT 的说法？

其实，"SPECT/CT"就是将"SPECT"和"CT"相结合；同理，"PET/CT"则是将"PET"与"CT"有机地结合为一体。

为什么要这样做？

前面介绍过了，SPECT 和 PET 是目前最常用的核医学显像方法，它们都属于功能成像，虽有"敏感性"和"特异性"的优势，但由于图像分辨力不高，空间位置显示不良，不容易辨别病变来源于哪个器官，因而缺点也很明显。而 CT 是一种很好的"形态成像"方法，于是，就有人想到将两种图像相融合，实现"优势互补"（图 1-21）。

"不怕做不到，就怕想不到"，想到了，去行动，还真的搞成了，并且得到顺利的推广和应用。这样一来，SPECT/CT 和 PET/CT 就逐渐为大家所熟知。

受 PET/CT 成功的启发，融合 PET 与 MRI 优势的 PET/MRI 也已经诞生，并正逐步走向临床。影像学"宝库"里的"照妖镜"越来越多了，值得欢呼雀跃！

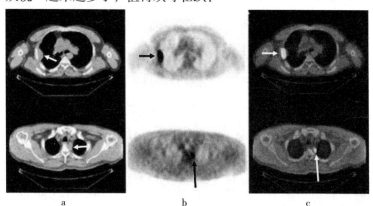

a   b   c

图 1-21　PET/CT 融合图像

a.CT 图像，组织结构显示清晰，但病灶显示不敏感；b.PET 图像，病灶显示敏感，但组织结构显示不清；c.PET/CT 融合图像，能比较清晰地显示病灶位于何处。

形态功能融一体，"派特洗梯"（PET/CT）了不起！

核医学显像可用于检查哪些疾病？

近年来，核医学显像发展很快，其适用范围越来越广。其主要应用可简列如下：

1. 神经系统：缺血性脑病和脑梗死的早期诊断，癫痫发作期病灶定位，痴呆的诊断与分型，脑肿瘤治疗后复发或坏死灶的鉴别诊断，精神疾病和脑生理及认知功能的研究等。

2. 内分泌系统：甲状腺结节的良恶性判断、甲状腺癌治疗后的随访观察，甲状旁腺功能亢进的诊断与定位，肾上腺皮质腺瘤及嗜铬细胞瘤的诊断及转移灶的寻找等。

3. 心血管系统：冠心病诊断，心室功能评价及疗效监测，下肢深静脉血栓形成的诊断等。

4. 骨关节系统：恶性肿瘤骨转移灶的寻找，良恶性骨肿瘤的鉴别，代谢性骨病的诊断及骨病疗效的评价等。

5. 其他：寻找恶性肿瘤原发灶及分期和放化疗疗效的监测，急性肺栓塞的诊断及溶栓治疗的疗效监测，肾脏形态和功能的测定，移植肾监测，上尿路梗阻的诊断和鉴别，肝血管瘤及先天性胆道闭锁的诊断，胃肠道出血的诊断和定位等。

蛛丝马迹无遗漏，核素显像出奇招！

怎样进行影像学诊断？

关于这个问题，我拟过一首顺口溜："全面观察莫臆断，系统分析找关联，结合临床证据全，既防误漏也防偏。"

通过各种"照妖镜"如 X 线平片、造影检查、DSA、CT、MRI、B 超、SPECT/CT 和 PET/CT 等所获取的体内各器官及病变的图像，是影像科医生正确诊断疾病的重要依据。上述的顺口溜言简意赅地表达了"影像阅片总原则"为"全面观察、系统分析、结合临床"这 12 个字。

所谓全面观察，是指应该依照一定的顺序，对影像图片进行无遗漏的观察，以保证获取所有信息（包括图像信息和检查参数等附加信息）；系统分析是指对所观察到的信息进行有逻辑性的综合分析，找出其内在关联性；而结合临床指的是不能只凭孤立的图像信息做出诊断，必须参照年龄、性别、病史、症状、体征、化验指标和病理诊断等"临床"信息。只有这样，才能保障不出现误诊、漏诊和诊断上的偏差。

如何分析病变的特征？

发现病变后，总得要判断其性质。就像是孙悟空看到妖怪后，想找到降服它们的办法，就得分辨它到底是黑风怪、黄风怪、金角王、银角王，还是虎力仙、鹿力仙，是良善的玉兔精还是恶意的白骨精？

那么，怎样去分析病变的影像特征呢？

一般说来，我们应该从以下几个方面入手来进行系统的分析：

1. 位置和分布：如位于上肺还是下肺？腹腔还是腹膜后？硬膜下还是硬膜外？分布局限还是广泛？是孤立的、多发的、偏侧性还是全身性分布？

2. 大小和范围：病变的大小可以通过测量或比拟进行量化，如 10 厘米 ×8 厘米、9 毫米 ×8 毫米 ×7 毫米、花生、绿豆或粟粒大等。病变累及脏器的一段、一叶还是多叶？是否累及邻近器官？

3. 形状和边缘：是圆形、椭圆形、多边形还是不规则形？边缘是光滑、平整还是毛糙？有无分叶或毛刺？

4. 质地和均匀性：X 线或 CT 图像中密度的高低、MRI 图像上信号的高低、超声图像中的回波强弱以及核医学显像中的放射性浓聚度等均与病变的质地相关，提示含液、含气、含脂、出血或钙化等病理性质；病变内部的均匀度对于病变性质的判断也具有重要价值。

5. 周围变化：病变对周围组织器官是牵拉、推移还是侵蚀？有无周围水肿、淋巴结肿大或"卫星病灶"？

6. 功能改变：如呼吸运动有无减弱？心壁有无反向运动？胃液分泌有无增强？肠蠕动有无减弱？肾排泄功能是否减退？

对病变进行全方位的充分辨析，才能做好"定位、定量和定性"诊断，为临床治疗创造条件。混淆了炎症和肿瘤、良性病变和恶性病变等都是误诊，都可能造成延误或过度治疗的后果，轻者影响患者身体健康，重者可能危及患者的生命。

第二章

有病无病看得清

体检体检，到底看什么？

体检是体格检查的简称，是医生运用自己的感官、辅助检查器具以及实验仪器设备等收集受检者（患者或正常人）身体各方面的客观资料，并进行健康评估的过程。

以往，很多人是在感到有明显疾病症状后，甚至是实在"顶不住了"才去医院。殊不知，许多疾病在初期甚至中期都可能没有任何不适，等到症状明显后，往往已经发展到严重阶段，治疗效果就难以保证，甚至是遗恨终生。

现如今，"失去健康，就失去了一切"的理念已经深入人心。体检能主动对身体的健康状况进行评估，及早发现疾病隐患并及时采取相关措施，这是明智之举。

那么，体检到底看什么？

一般来说，对于"正常人"的健康体检，与"患者"的疾病检查不是一回事。对疾病进行检查，目标明确、针对性强，比较精准而细致；而健康体检只是一个初筛过程，相当于"撒大网"，通常会选择一些能够反映重要脏器功能且又简便价廉的项目来进行。当然，根据年龄、性别、职业等特点，也可选择一些有针对性的项目，以提升检查效率。

如果把这些检查项目作一个梳理，则可以大致分为三类。

1. 一般检查：属于最基础的检查项目，通常包括测血压、听心肺、查心电图、触诊肝胆脾和淋巴结等，以大致判断有无高血压、心脏病、肺病、肝胆等脏器的疾病。

2. 化验检查：一般包括血常规、尿常规、肝肾功能、血脂分析、肿瘤标志物以及甲状腺功能等指标，以判断是否有贫血、感染、肝脏疾病、肾脏疾病、高血脂、肿瘤、白血病以及有无甲状腺功能异常等疾病。

3. 影像检查：通常包括胸部 X 线照片、B 超（肝胆、脾、肾、胰、甲状腺、膀胱前列腺、子宫和附件等），有时会增加心脏彩超、乳腺钼靶摄片等项目。影像检查在健康体检中已经必不可少，且纳入健康体检"套餐"的影像学项目日益增多，如 CT、MRI 等项目也开始逐渐有针对性地进入体检领域。可以预见，影像在健康评估方面的意义将越来越大，在体检领域的作用也一定会越来越重要。

体检影像看什么？重要项目逐日多。

怎样分辨肺部是不是正常？

要分辨肺部是不是正常，自然需要先知道其正常的解剖结构以及在影像上的表现。

在 X 线胸片上，肺部因含空气，密度很低，故它的影像是很清晰的。正常情况下，胸片中间的白色影是纵隔的投影，其中有心脏、大血管、气管、食管、淋巴组织、胸腺、神经、脂肪等组织结构。在纵隔的后方可以透见脊柱骨的影像，双侧还可见到从后上斜向前下的弧形白色条状影，那是肋骨（排子骨），一般双侧各有十二根，走行大致对称、连续。在纵隔两侧，由脊柱和肋骨所包围的黑色影像就是肺组织了，它与纵隔及骨性结构的黑白对比非常鲜明，居左的为左肺，右侧的即为右肺（参见图 1-3）。

当然，正常含气的肺组织并不是漆黑一致的，其内可以看到树枝状的灰白影由中间的纵隔向外周延伸，这就是"肺纹理"，主要包括肺动脉，肺静脉等结构，其与纵隔相接的"树根部"则称为"肺门"。左右两肺自内向外均可分成三等分，分别称为肺野的内带、中带和外带。

正常情况下，肺野的内、中带可见肺纹理，如外带也见明显肺纹理，则说明肺纹理增多了；如果在肺组织内见到多余的其他影像，不管什么形态，都要考虑是病理表现了。

比如，当患者淋雨后发烧，同时肺部出现大片状的白色阴影时，很可能就是肺炎（图 2-1）；如果患者长期咳嗽，低热，在肺尖或上肺区域出现云絮状灰白影像，肺结核的可能性就非常大；而当患者出现咳嗽、咯血、胸痛时，肺部出现类圆形团块状白色阴影，又或是肺门区域的白色阴影扩大，且边缘比较清楚时，那很可能就是长肿瘤了。

凭着临床表现和影像特征的不同，肺气肿、肺大泡、肺脓肿、气胸、胸腔积液等疾病的诊断，通过影像学检查，也全部可以呼之欲出。

到底正常或异常，清晰影像帮大忙！

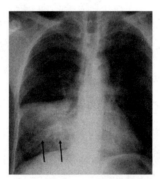

图2-1　右中肺大叶性肺炎
右肺中叶可见大片状阴影（黑箭头所示）

心脏应该长成什么样子？

当某个领导处事不公正，明显偏袒某一方时，人们常常会说这位领导"偏心"。实际上，人的心脏确实是偏向一侧的，这也许就是人们很难做到绝对公正无私的原因吧？

"正常的"心脏位于胸腔内，膈肌上方，两肺之间，大多数人偏于左侧。偏离多少呢？大约 2/3 在中线左侧，1/3 位于中线右侧。也有个别人反过来，"偏心"偏于右侧，这就属于"变异"了，后一章会说到。

胸片上，正常的心脏形态略呈偏置的圆锥形，但与个人体型有关。标准体型者，心影呈斜位，心尖钝圆，朝向左前下方；矮胖体型者心影呈横位，瘦长体型者心影则呈垂位。心脏的大小大致相当于自己的拳头，体型强壮的人，心脏也较大，心功能自然也强大。如果与胸廓大小相比较，正常心脏的大小应不超过其 1/2，即心脏最大横径与胸廓最大横径（两侧肋骨内缘之间的宽度）之比（心胸比率）小于 0.5（图 2-2）。

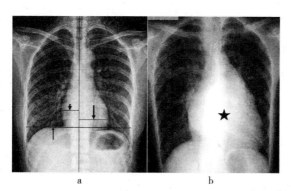

图2-2　正常心脏与增大心脏

a. 正常心脏及心胸比值测量方法，粗短箭头与粗长箭头所示线条长度之和为心脏横径，细长箭头所示为胸廓横径；b. 心脏明显增大（五角星所示）。

正常心脏结构可概括为"四间房、四扇窗"，即右侧为右心房、右心室、肺动脉瓣、三尖瓣；左侧为左心房、左心室、主动脉瓣、二尖瓣。这些"房"和"窗"如果有问题，心脏的大小和形态就会发生改变，心胸比率常会大于 0.5。也就是说，通过对心脏大小、形态的观察和测量，我们也可以对心脏是否存在病变进行比较准确的诊断和评估。

偏心不偏心，影像看得清！

多年肝炎，演变为肝硬化了吗？

肝炎是肝脏炎症的统称，其中以病毒性肝炎最常见，有中国第一病之称。肝炎常常在不知不觉中发展为肝硬化，最后可能演变为肝癌，呈现"肝炎、肝硬化、肝癌三部曲"的趋势，因此也有人称肝炎为一种"无声的疫情"，可以说是杀人于无形。

因此，肝炎患者最担心的是，自己多年的肝炎会不会已经转变成了肝硬化，以免向"第三步"肝癌演变。那么，如何判断呢？最简单的办法就是"做个 B 超看看"！

正常的肝脏在 B 超图像上表现为边缘光整，内部呈均匀分布的细小点状低回声。如果 B 超发现肝脏的体积呈不对称性缩小，边缘呈波浪状或锯齿状改变，内部回声弥漫性增强、增粗，呈结节状，那就是肝硬化的表现。之所以会出现这样的表现，是因为肝实质受到了弥漫性的广泛损害，导致了肝细胞变性坏死，并在此基础上再生形成"假小叶"；同时，肝细胞外的胶原纤维组织却不断增生，从而发生肝纤维化，并逐渐演变成肝硬化。正是这些病理改变导致了肝脏的外形变化和内部质地的不均匀。

CT 和 MRI 对肝硬化的诊断也很敏感，其表现和 B 超表现类似，也可见到肝脏外形变得凹凸不平，呈波浪状或锯齿状，肝实质密度或质地不均匀。

到了肝硬化的后期，除了前述改变外，也常见门静脉高压的其他肝外表现。此时，很容易发现门静脉增粗，食道、胃底静脉扩张，甚至呈团块状迂曲；脾脏常会明显增大，甚至成为"巨脾"，其体积可达正常的数十倍；同时可见到腹水的表现。

关于肝硬化的影像表现，我也写了一首顺口溜："肝硬缩小不一般，尾叶反大肝裂宽，不均结节波浪缘，巨脾腹水静脉团。"

总之，肝炎是否发展为肝硬化，通过 B 超、CT 或 MRI 检查，就可得到清晰的结论（图 2-3）。

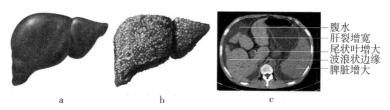

图2-3　正常肝与肝硬化
a.正常肝模式图；b.肝硬化模式图；c.CT 平扫图像，可见多种肝硬化征象。

肝内病变真是肝癌吗？

如前所述，肝癌是"肝炎、肝硬化、肝癌三部曲"的最终结果。因此，肝硬化患者可能比肝炎患者更为担心，因为觉得自己的病情已经走到了"第二步"，离"第三步"更近了！

幸运的是，并不是所有肝炎患者都一定会走到这"第三步"，所以，惶惶不可终日既不必要，也没有用处。比较可取的方法，还是坚持定期体检，特别是以 B 超为代表的影像学检查，以及时发现异常情况，再进行相应的治疗处理。

要回答"肝内病变真是肝癌吗？"这个问题，影像学检查可说是"职责所在"，不但可以很好地进行"定位诊断"和"定量诊断"，在"定性诊断"方面也能达到很高的水平。相比较而言，其他的检查方法却常常力所不及。比如，病理活检在"定性诊断"方面虽然最权威，但如果没有影像学指引，可能根本就取不到合适的标本，会出现"假阴性"的结果，从而延误治疗；而在"定位诊断"和"定量诊断"方面，病理活检就更不及影像学检查了。

为什么影像学检查能有这样好的成绩呢？这是因为肝癌与肝硬化的"假小叶"、再生结节以及其他肝脏病变在影像学上都有各自的特征，可以比较准确地加以区分。

我也曾拟过一首顺口溜："原发肝癌多形态，结节弥漫或巨块，血供丰富增强快，常见门脉癌栓在。"如果看到这样的影像表现，肝癌的诊断基本上就错不了了（图2-4）！

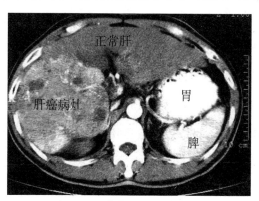

图2-4　巨块性肝癌CT增强图像

超声看到"明亮肝"是正常的吗？

"明亮肝"，乍一看，像是个好东西吧？总比模糊不清的好吧？

然而，你错了，所谓的"明亮肝"，是"脂肪肝"在超声下的特异性改变，并不是正常肝所应有的超声表现。

那么，什么是脂肪肝呢？

脂肪肝是指肝细胞内脂肪堆积过多的病变，可由各种原因引起，而非一种独立的疾病。随着经济腾飞，大家的饮食结构也发生了显著改变，营养摄入过多已经成为诱发脂肪肝的一个突出因素，相当于把我们体内的肝细胞都喂成了一个个"小胖子"。

正常人肝组织中含有少量的脂肪，如甘油三酯、磷脂、糖脂和胆固醇等，其重量约为肝重量的 3%~5%，如果肝内蓄积的脂肪超过肝重量的 5%，就可称为脂肪肝了。脂肪肝已成为仅次于病毒性肝炎的第二大肝病，发病率还在不断升高，且发病日趋年轻化。可以说，脂肪肝严重威胁着国人的健康。

可喜的是，脂肪肝属可逆性肝病，只要及时发现并妥善治疗，常可恢复正常。然而，如果不引起重视，脂肪肝也会进展为肝纤维化，最终变成肝硬化。所以，早期发现脂肪肝就显得很重要，而要早期发现脂肪肝，也非影像学检查莫属（图 2-5）。

B 超对脂肪肝的检出比较灵敏，弥漫性脂肪肝表现为"明亮肝"，即在肝内呈现出弥漫性的密集、细小点状回声，肝内血管结构清晰度明显降低，其诊断准确性可达 80% 以上。在此我们也顺便给读者们提个醒：及时给我们的肝脏减减重，不要任其变成"明亮肝"！

其实，除超声外，CT 和 MRI 对于脂肪肝的检出也很有价值，特别是用在局灶性脂肪肝的诊断上，可以与疑似的肝脏肿瘤进行有效的鉴别。

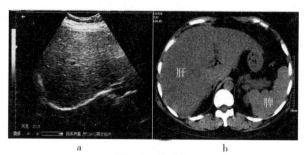

图2-5　脂肪肝

a.超声图像，呈现"明亮肝"；b.CT 平扫，肝的密度低于脾。

体内也会长石头吗？

对于这个问题，我们的答案是肯定的！

的确，体内不但会长石头，而且这些大大小小的石头还不单只长在某一个地方，而是可能散布在身体的多个地方！

体内长石头，通常称之为"结石"，基本上都是由于生理代谢方面出了问题，有"体质"方面的原因。最常发生结石的部位是产生尿液的肾脏，除此之外，胆囊、膀胱、输尿管也是常见部位。其他的少见部位就更多了，如胰导管、涎腺管、鼻腔甚至是泪道等都可能发生结石。

痛风患者由于嘌呤物质代谢紊乱，血尿酸水平明显升高，尿酸钠结晶沉积也可形成"痛风石"，最常见于耳轮、第一跖趾关节，也常见于指、腕、肘及膝关节等处，有的也可出现在鼻软骨、舌、声带、眼睑、主动脉、心瓣膜甚至心肌等处。

所以，体内许多地方都可长石头。结石对身体的影响与其种类、发生部位、大小和形状等多种因素有关，有的很轻微，而有的则可引起严重症状，甚至有可能诱发危及生命的后果。

要想发现这些石头并进行病情分析，影像学检查堪当大任。当然，口腔里面的"牙结石"在大多数情况下就不必劳驾影像学检查了。

怎么知道肾脏里面有结石？

肾结石是体内最常见的结石，也是泌尿系统最常见的疾病之一。它还挺有个性，不但形态、大小、成分不一，而且它可以发生在一侧肾，也可在双肾同时发生，甚至是在两侧肾盂、肾盏内堆满成为"铸形结石"。

针对"如何知道肾脏里面有结石？"这个问题，如果有人说出现腹部绞痛就肯定有肾结石，那我们的意见是：这个回答并不靠谱，就算让他蒙对了，也不知道结石到底有多大，形状如何，后续需要怎样处理才是最好。泌尿系统结石的常见症状的确包括有腰腹部绞痛、恶心、呕吐、血尿等，但肾脏中较大的鹿角形"铸形结石"却可能没有症状，反而是较小的结石下行至输尿管，刺激其发生痉挛时才会产生较明显的症状。

那怎么办呢？当然是做影像学检查。

对于肾结石的诊断，B超是目前最常用的检查方法，可发现2毫米以上的肾结石，包括腹部平片没有发现的尿酸结石。肾结石的典型B超表现为肾脏集合系统中出现强回声光团，后方伴声影，有积水时则伴肾盂、肾盏扩张。但B超也有局限性，难以鉴别肾结石与钙化，对结石与肾脏之间的关系观察也欠直观。

腹部平片（KUB）也是肾结石的常规检查项目，可以显示90%左右的肾结石，并对肾结石的位置、数目、大小、形态做直观的评估，可从密度高低来粗略判断结石的成分（图2-6）。腹部平片的局限性在于不能显示纯尿酸结石及黄嘌呤结石。这些所谓的"阴性结石"，静脉肾盂造影（IVP）可有效补充，并在评估有无肾积水及其程度，分析肾脏功能方面起到重要作用。

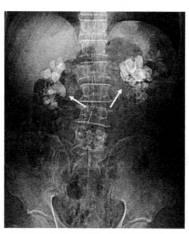

图2-6　腹部平片示双肾铸形结石（白箭头所示）

CT 检查对肾结石也很敏感，诊断准确性在 95% 以上，可发现其他影像学检查遗漏的小结石。CT 还可对结石密度进行测量，反映结石的成分、硬度和脆性，为体外碎石等治疗方案提供参考；增强 CT 检查还能够显示肾脏积水的程度，观察肾实质的血供和对比剂的排泄情况，从而了解肾脏的形态和功能；CT 还能明确肾结石的空间位置和周围组织的解剖关系，为经皮肾镜等治疗方案提供参考。由于这些优势，CT 有逐步取代腹部平片和静脉肾盂造影，成为肾结石首选检查方式的趋势。

而 MRI 对肾结石的显示不太敏感，临床少用。磁共振水成像（MRU）可以显示扩张积水的肾盂、肾盏和输尿管，结石往往表现为充盈缺损，它主要用于那些有碘对比剂使用禁忌证的患者，也适用于孕妇及儿童，以防止辐射危害。

肚子痛得厉害，是穿孔了吗？

相信绝大多数人都有过肚子痛的体会，其原因五花八门，很可能只是吃了生冷、受了风寒，揉一揉、暖一暖就好了，这些情况肯定就不是胃肠道穿孔。

然而，有的腹痛，程度可以非常厉害，忍是不能忍的了，只能去找医生看病。但到了医院，问一问，摸一摸后，医生也难以确定患者的腹痛到底是什么原因引起的，真的是"患者腹痛，医生头痛"。

该怎么办？请"照妖镜"！

看病的医生当然也不是"白吃干饭的"，问一问，摸一摸后，他了解到患者原有胃溃疡病史，这次突然发生上腹部剧烈疼痛，像刀子割一样；摸压腹部时疼痛加重，腹部如一块硬板，是腹肌紧张的表现。这时，医生已经高度怀疑患者是胃溃疡病情加重，出现了胃穿孔。但患者的上述表现也可能是其他原因引起的，医生必须拿到客观的依据才能确诊。

要明确是否存在胃肠道穿孔，最简单便捷的影像学检查方法就是透视。也许有人会说，我以前咳嗽发烧时做过透视检查的，那是透胸啊，可这是腹痛，透视有用吗？其实，透视不仅可以看胸部，也可看腹部，尤其在怀疑胃肠道穿孔时透视还有大用处。患者站立位透视下可以见到膈肌（胸部与腹部的分界）下方有透亮的气体影像，形态像弯月一样，影像科的说法就是"膈下游离气体"。这是因为胃肠穿孔后，其内的气体从破裂处逸出，站立位时，比重轻的气体总是浮游到腹腔最高处。当透视下确定存在膈下游离气体时，结合患者的症状、体征，胃肠道穿孔的诊断即可成立。

透视后一般应立即拍立位的 X 光片，以固定影像证据，供临床治疗时参考；有时也可免透视，直接拍摄腹部立位X光片（参见图1-6）。对于穿孔很小、腹腔气体也很少的患者，透视或拍片不一定能发现膈下游离气体，可加做腹部CT检查，有可能更敏感地在横膈下、肝脏前、肠系膜间或肾旁前间隙内见到少量的气体影（图2-7），从而确定诊断。

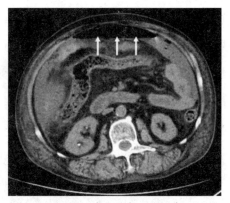

图2-7　消化道穿孔CT图像
腹腔前部、消化管道外出现半月形气体密度影像（白箭头所示）

记忆力减退，是不是大脑萎缩了？

记忆力减退也称为健忘，是指记忆力差、遇事易忘的症状。原因多种多样，比如工作压力大和心情紧张，会使脑细胞产生疲劳，导致健忘；过度吸烟、饮酒、缺乏维生素等也可以引起暂时性记忆力减退；很多其他的神经系统疾病也都可以导致记忆力减退。

而脑萎缩则是指由于各种原因导致脑组织本身发生器质性病变而产生萎缩的一类神经精神性疾病，以老年人多见。

引起记忆力减退最主要的原因是年龄。随着年龄增大，人体各个器官都会出现老化，脑组织如同皮肤老化出现皱纹一样，脑细胞也会逐渐凋亡，脑重量变轻，体积变小。CT或MRI检查可见脑体积缩小，脑沟变宽，脑回变细，脑室、脑池扩大，这就是与年龄有关的生理性脑萎缩（图2-8）。老年人常见的记忆减退、技能下降以及行动笨拙、头晕、失眠、理解力和情感发生障碍等都与人体自然老化有关，这是一种生理性老化过程，也算是一种"正常现象"，不必过于焦虑担心。

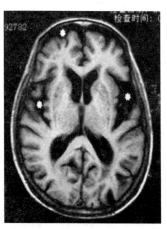

图2-8　脑萎缩MRI图像，显示脑沟变宽（白星所示）

但是，除了这种生理性脑萎缩之外，不可否认的是还存在不少病理性的状况，必须进行鉴别；而这些鉴别诊断以及对于预后的评估，都离不开影像学检查的参与。

比如，有不少老年患者常常先从记忆力减退开始，逐渐出现性格改变，最后智力衰退变成痴呆。从影像学上看，老年性痴呆的脑萎缩程度比正常老人严重，尤以与记忆功能有关的脑部位如"海马回"更加明显。

根据流行病学资料和病理学研究报道，痴呆的常见类型是阿尔茨海默病(Alzheimer disease，AD)，其次是血管性痴呆和路易体痴呆。还有一些其他原因如脑外伤、化学毒素、一氧化碳中毒、维生素 B 族缺乏、脑积水、慢病毒脑炎等，亦可引起痴呆。

老来易健忘，不知可正常？影像扫一扫，立马有主张！

血管怎么样才算是正常的？

血管是体内血液循环的通路，分为动脉、静脉和毛细血管三类。动脉由心脏向全身运送血液，承受较大的压力，管壁较厚，管腔断面呈圆形。静脉收集全身血液向心脏回流，所承受压力小，管壁薄，管腔在断面上呈扁椭圆形。毛细血管是连接微动脉与微静脉的血管，管径最细，分布最广，互相吻合成网，管壁薄，通透性强，利于血液与组织间进行物质交换。这就是三类血管的结构与生理基础。

大家可能都听过有关血管病变的话题吧？比如动脉硬化、静脉曲张、冠心病等，前述的血管性痴呆也与血管病变有关。那么，血管怎么样才算是正常的？

首先，血管的起源和走行应该正常，也就是说它应该在正常的解剖位置发出，并顺向走行，最终通向目标位置。就如同京广铁路就应该从北京出发，沿途经郑州、武汉、长沙等地后到达广州。

其次，血管的管径粗细应该正常，正常动脉从近心端至远心端逐渐分支变细，而静脉则自远心端到近心端逐渐汇合变粗，并且它们的管径都应该有正常数值范围。因此，超出正常范围的扩张变粗、狭窄变细、粗细不均、僵直等，都是不正常的表现。

第三，血管的数目也应该正常，少了、多了都是变异。

第四，血管的管壁和内腔应该正常，即管壁应该厚薄一致，内腔没有狭窄或闭塞。

然而，除了表浅的静脉外，全身的绝大多数血管我们是无法凭肉眼看到的；而影像学检查却可以准确地判断其是否正常。

常用的影像学方法有：CT 血管成像（CTA）、磁共振动脉成像（MRA）、磁共振静脉成像（MRV）及数字减影血管造影（DSA）。CTA 可以敏感地显示血管内钙化及非钙化斑块，MRA

及 MRV 无须对比剂就能成像，但对血管壁的钙化及非钙化斑块显示不如 CTA，DSA 是血管性病变诊断的"金标准"，但对血管壁的显示不如 CTA，且属侵入性检查，故不作为一线的检查方法。

怎样明确有没有患上乳腺病？

乳腺不但维持着女性靓丽的外观，也担负着哺育后代的重大使命。乳腺一旦生病了，特别是患上乳腺癌，女性朋友靓丽的外观就再难维持，而且往往还有生命健康之忧。由此可见，女性朋友们一定要重视对乳腺的保护，而且刻不容缓。要知道，乳腺癌可是女性最常见的恶性肿瘤啊！

乳腺腺体受身体内分泌因素的影响，与年龄、遗传、地域等多种因素也相关，个体差异非常大。未发育的儿童、青春期女性、青年女性，哺乳期女性、围绝经期及绝经后女性的乳房腺体分布及形态多种多样，即便同一年龄区间，女性的腺体结构也往往各不相同，亚洲女性与欧美女性腺体分布也不相同。另一方面，乳腺器官虽小，但疾病谱却很广，乳腺肿瘤（包括良性和恶性）、炎性病变、腺体增生等，一样不少。

因此，如果只是凭肉眼看一看、再摸一摸，要想明确乳腺是否已经患上疾病，会很困难；想再进一步明确患上了哪一种疾病，就会难上加难！试想想，是"A罩杯"有病还是"D罩杯"有病？是"紧致的"有病还是"松软的"有病？是摸到"肿块"有问题还是摸不到"包"的有病？是感觉痛的病重些，还是没有感觉的病重些？不知哪位专家有底气清楚明白地回答这些问题？

那怎么办？找影像检查来帮忙！

乳腺超声、X线摄片（图2-9）、CT和MRI等影像学检查在乳腺病的诊断方面，都可以提供各具优势的线索或依据。这也是女性特别是40岁以上女性健康体检时，越来越多地将乳腺影像学检查纳入常规检查"套餐"的重要原因。而有关乳腺影像学检查的优选思路及诊断意义，请参阅本书第五章，在此暂不赘述。

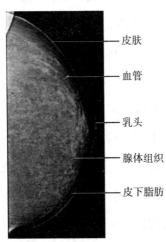

皮肤

血管

乳头

腺体组织

皮下脂肪

图2-9 正常乳腺X线影像，可清晰显示乳腺结构

正常的骨头应该长成什么样？

骨是一种器官，按形态不同可以分为四类：①长管状骨，如股骨、胫骨、肱骨、尺骨等腿部和手臂的骨头，形态长，两端粗，向中央逐渐移行变细；②短管状骨，如掌骨、指骨、跖骨等手和足的骨头，形态与长管状骨相似，但短细得多；③扁骨，如颅骨、肩胛骨、胸骨和髂骨等形态扁平的骨头；④不规则骨或异形骨，如脊椎骨、颞骨、腕骨和跗骨等形状不规则的骨头。

由于每一块骨头的形态均不完全相同，骨科医生和影像科医生能够凭骨头的形态判断 "某一块" 骨是什么骨，哪端大，哪端细，哪里有个小突起，就像狙击手熟悉自己拿的枪中的每个零件一样。所以，每一块骨头的形态一定是它的固有模式，长成不该长成的形状，那就不能称之为正常了。

对于普通人或者是新入校的医学生来说，要熟悉每一块骨头，要求确实有点高。那么，有没有什么捷径或者是诀窍判断骨头长得正常或不正常呢？当然是有的。

例如，每一块骨头都含有质地致密的 "密质骨" 和质地较疏松的 "松质骨"，密质骨一般包被在骨的外周，所以也称为 "骨皮质"，每块骨的特点不同，骨皮质可以厚薄不一，但应该都是光滑完整的，如果出现破坏缺损、毛糙不整那就预示着病变的发生。"松质骨"充填于骨皮质之内，由相互交织呈海绵状的骨小梁组成，如果发生缺失、结构紊乱、呈"磨玻璃样"或显示特别疏松也就代表不正常了。

既然骨是一种器官，那肯定有生长发育的变化，这种变化也有规律可循，医生常常根据这些规律以判断"骨龄"。如果骨龄与被检查者实际年龄相差较大，常提示骨发育过早或过晚，对诊断内分泌疾病和一些先天性发育畸形等有一定的价值。

X线和CT检查对骨头的骨性结构判断很准确，X线拍片对骨头的整体形态观察比较好，而CT检查侧重于骨结构细节的观察，各有千秋（图2-10）。而MRI对于骨髓、软骨、骨旁软组织的显示有独特的价值。所以，影像学检查对于判断骨头正常与否意义非常重大。

骨头外形各不同，有病无病理相通。

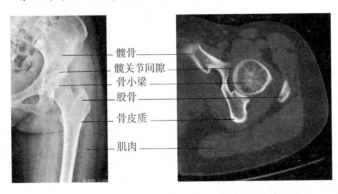

髋骨
髋关节间隙
骨小梁
股骨
骨皮质
肌肉

图2-10 髋关节X线（左）、CT（右）正常图像

如何判断关节是不是正常？

典型的滑膜关节包括关节面、关节囊和关节腔等基本构造。关节面由组成关节的骨头的 "骨性关节面" 及被覆其上的 "关节软骨" 所构成；关节囊呈囊袋状包围关节，其外层为纤维膜，内层为富含血管网的滑膜，能产生滑液。关节囊所包围的内部区域就是关节腔，内含少量关节液，起到润滑关节、防止磨损的作用。较大的复杂关节如膝关节还有关节内韧带、关节盘、滑膜囊等辅助结构。

X 线和 CT 检查适用于对骨性关节面以及关节面下骨质的观察，但不能直接观察关节软骨，只能通过 "关节间隙" 宽度的观察来间接判断关节软骨是否正常。所谓 "关节间隙"，是指关节内相邻的两个骨性关节面之间的透亮间隙，为关节软骨、潜在的关节腔及滑液的组合投影，其宽度并不代表真正的关节腔。正常情况下，儿童的关节间隙较成人宽，这是由于"骨骺软骨" 尚未完成骨化所致。

MRI 检查能直接显示关节软骨、关节滑液、关节囊及韧带、关节盘等关节辅助结构，是观察关节最有利的 "武器"（参见图 1-14、图 4-24b）。

正常的骨性关节面应该表现为边缘清晰的线样高密度影，关节间隙应该符合其正常宽度范围且均匀一致，如果关节间隙变窄或内外不等宽，常常代表关节软骨有破坏或出现缺损。当 MRI 检查发现关节内的软组织结构（关节辅助结构）如果在形态、起止走行、内部信号等方面出现与正常不相一致的改变，同样预示着病变的发生。

如何判断是不是骨质疏松？

谢阿姨已年届"古稀"，可腰腿疼痛折磨了她 10 多年，尤其是膝盖疼痛使她越来越跟不上"广场舞"的节奏。苦恼之际听老姐妹说，这些症状完全是年纪大了、骨质疏松造成的。可是，骨头汤、钙片没少吃，"老毛病"就是缓解不了，连行动自理都逐渐有了困难！没办法，家人陪同谢阿姨到医院做了影像学检查，却发现她主要是由于"骨性关节炎"所致，由于迟迟没有得到正确的治疗，两侧膝关节已经严重变形，最终是在骨科做了膝关节置换才恢复了正常的行走。

的确，老年人容易得"骨质疏松"，以单位体积内正常骨化的骨组织含量减少为特点，可由多种原因引起。骨质疏松的症状一般是疼痛、身高缩短、驼背以及容易发生骨折等。发生骨质疏松的危险因素包括：女性 65 岁、男性 70 岁以上，绝经后、吸烟、过度饮酒或咖啡、体力活动缺乏、饮食中钙和维生素 D 缺乏，有脆性骨折家族史，性激素水平低下，有影响骨矿物质代谢的疾病和药物应用史等。

而容易与老年性骨质疏松症相混淆的其他疾病也不少，如甲状旁腺功能亢进、多发性骨髓瘤、骨质软化症、肾性骨营养不良、转移瘤、白血病以及淋巴瘤等。因此，我们不能再仅凭症状来主观武断地认为，老年人出现腰腿痛等症状就一定是骨质疏松症了！

早一点请出影像学检查"照妖镜"吧，先将那些可能严重影响患者生命健康的疾病排除掉！然后，我们再利用"骨密度测定"方法（如单光子吸收法、双光子吸收法、定量CT法、定量超声测定法、双能X射线骨密度测定法等）对骨质疏松症做出确诊，并进行分级诊断，以及早进行有效的针对性治疗，让患者早日恢复健康。请看下图（图2-11），骨质疏松患者的骨皮质变薄，骨小梁结构稀疏，骨的密度明显减低。

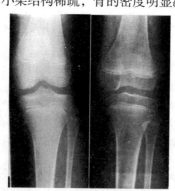

a   b
图2-11　膝关节X线影像对比
a. 正常骨质；b. 骨质疏松

影像该请还得请，主观武断可不行！

第三章

是病非病看得明

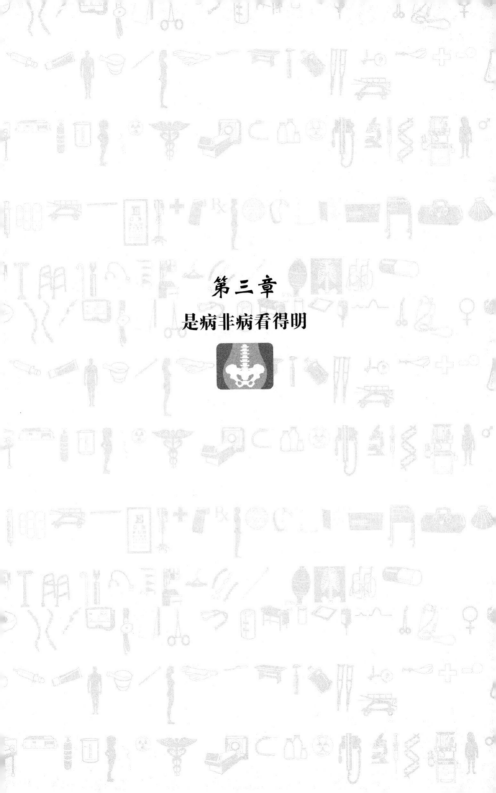

身体某处不寻常，是不是病呀？

一个正常人的身高、体重、臂长、腿长、头围、胸围等应该在一个合理的范围内，而且两侧应该大致对称；如果超出这个"合理的范围"就有点不寻常了。

比方说，一个成年男子身高只有 1 米或高达 3 米，或者一条腿明显长过另一条腿，又或者一根手指比其他手指粗得多，如此等等，就很不寻常。

还有一些很不寻常的情况，可能在外表不那么明显，只是在做某些检查时才发现。比如说某处骨头多那么一两块，又或者少那么一两根，又或者内脏器官的形状、位置或大小与一般人的不同，差距有点大，如此等等，也并不少见。

那么，是不是身体出现某些"不寻常"，就一定是有病呢？

其实，还真不一定是病。医学上经常会把这些超出正常范围，但又算不上疾病的情况，叫作"变异"。

而到底是疾病还是变异，很多情况下单凭目测来回答，可能会有误漏。而通过影像学检查，获得确切的影像学依据后再来回答，则会靠谱得多。

变异见于哪些情况？

什么是变异？通俗地说，就是变化出差异，也就是说"与普通的不一样"。

生物、遗传学上经常会提到变异，它是指同种生物后代与前代及同代生物不同个体间在形体特征、生理特征等方面所表现出来的差别。变异也被认为是推动物种进化的重要原因。

而在影像学上，变异的含义与生物学上的概念并不等同，它重点是强调与"正常人"的差异，而且更多的是强调在形态结构上的不一样。

那么，变异见于哪些情况呢？前面已经粗略地提过一些"不寻常"的情况，其实还见于更多的情况。这些变异涉及长度、重量、体积、数目、对称性等多个方面；既可涉及骨头，也可涉及内脏、肌肉、血管，甚至是神经系统，既可在体表可见，也可能在体表不可见。

影像学检查在明确诊断"正常""变异"与"病变"方面有着极其重要的作用。不信？就请继续往下看吧！

两边腿不一般长，是有病吗？

走在大街上，不时会看见有的人步姿很不好看，被人戏谑为"路不平"的，请外科或骨科医生来测量一下，真的发现两条腿不一样长！

外科或骨科医生判断双腿长度是否有差异很有经验。比如，当他看到两侧鞋底的脚跟位置磨损程度不一致，心中已初步有谱；然后，他会让患者平躺和俯卧，伸直双脚后看双足跟是否在同一条线上，这时双腿不一般长已然可以确定；再进一步，他会根据患者的骨性标志用软尺直接量一量，双腿的长度及差异就会有比较准确的数据。

然而，做完这些后，外科或骨科医生还是无法准确地回答，这两边腿不一般长，到底是"正常""变异"还是"病变"，更无法回答这到底是什么病？

科学研究表明，两条腿的长短与日常生活习惯有关，经常用力的那条腿（或手臂）相比另一侧来说，会更加长大、粗壮而有力。双腿长度差小于2厘米，如果没有明显的姿态改变，可以归为可以接受的"正常范围"，而如果超过这个范围，很有可能是变异。但无论是否超过2厘米这个限度，都并不能排除有病变的可能。

那么，怎么样才能回答上述问题呢？答案就是必须去做影像学检查！

通过下肢及骨盆的X线平片、CT平扫、下肢全长测量等相关检查，基本上可以回答到底是骨盆倾斜所致的假性不等长，还是陈旧性骨折畸形愈合所致，抑或是骨骺发育不良、髋臼发育不良（图3-1）、股骨头坏死、关节结核等"变异"及"病变"所造成的骨性不等长。通过MRI检查，还可能发现两侧关节囊及邻近的韧带松紧不一导致软组织性不等长，同时也可能发现是否并存有其他的骨及软组织病变。

是病非病别武断，须有影像才发言！

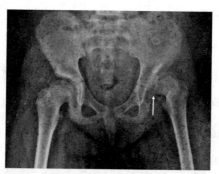

图3-1 骨盆X线平片
图示左髋关节先天性脱位（白箭头所示）、髋臼发育不良。

两边脸为什么会不一般大？

刘女士是一个很爱美的女人，今天化妆的时候，突然感觉自己的右边脸要大些！再仔细看看，怎么那么多地方不对称？除了脸部外，牙齿、下巴、锁骨、肋骨、都是左小右大。这些问题让刘女士非常焦虑，就来医院咨询到底是什么原因？

医生仔细问了刘女士的情况，她自己并没有什么不适的症状；通过体格检查也没有发现什么明显的问题。最后，医生又有针对性地做了胸部 X 线摄片和头部的 CT 检查，都没有发现有什么病变问题。

于是，医生就很有把握地安慰刘女士，说：没有问题，不必恐慌！

的确，人的身体两侧应该是对称的，但完全对称却过于理想化了。其实，人体从胚胎发育开始就不是完全对称的，至少大家知道心脏偏左，肝脏在右，脾胃又在左，阑尾又在右等众所周知的事实。出生以后，因习惯性动作（如左撇子、右利手，喜欢某侧卧位等）影响，也没有一个人的左右是绝对对称的，只不过是程度不同罢了。

总之，身体不对称是一个非常常见的现象，只是有的人明显，有的人不明显，不必大惊小怪，也不必过于紧张。当然，如果这种不对称太过明显，或者是有症状，或者是短期内有变化，则应该有所警惕，还应该做一些必要的影像学检查，以得出恰当的结论。

两边不称是何因？且看影像来证明！

还有一个肾到哪去了？

看过一个"医患纠纷"案例，患者请了律师，联系媒体，高调地向医院追讨巨额赔偿。原因是，他两年前因左腰部受伤，在医院做了手术，最近体检却看不到左肾了！那肯定是医生手术时偷切下来卖掉了呀！

医院和主刀医生感到非常委屈，说怎么可能做这种伤天害理之事？况且，那个"破肾"本来可以切下扔掉，但我们好心费力地帮你修补了，希望保留多一些肾功能，那么破的肾我还能"偷切"卖给谁？

这个案例最终被证实是一个闹剧，患方有意隐瞒了一些事实，想借机弄一笔赔款而已。专业的鉴定认为，患者的左肾虽经手术修补，但因受损严重，逐渐萎缩了（查阅多家医院历次检查可以证实）！虽然最后一次 B 超体检因为其体积实在太小而没有发现，但做 CT 检查后还是可以看到明显缩小的左肾影像。

人体内的肾其实是比较脆弱的，腰腹部受伤经常容易累及。如果受损严重，出血很严重，修补起来是很困难的，而把它切掉就快速得多。历史上出现过这种情况，切掉了肾，患者很快就出现了"尿毒症"，原来他先天就只有一个肾！没有了这唯一的肾，排不了尿，生命堪忧了！

众所周知，正常人都有两个肾，分别是左肾和右肾。然而，"先天性单肾"或称"先天性独肾"的发育变异并不罕见，常可同时伴有同侧输尿管、膀胱三角区、肾上腺等的发育异常，男性还可并发输精管、精囊、射精管的发育不良，而女性则也可并发卵巢、输卵管、子宫及阴道发育不良甚至是不发育。先天性单肾常有代偿性肥大，一般无症状，但如果因结石、受伤或其他肾病而需要手术，则必须特别保护，防止"无肾"的情况出现。

除了先天性单肾之外，有关肾的发育变异还有很多。比如单侧肾发育不良、单侧或双侧的重复肾（即多长了一个或两个肾）、马蹄肾（双侧肾在肾下极融为一体）、肾发育旋转不良等，有些变异常伴有输尿管发育异常，比如重复肾伴有重复输尿管畸形。

这些发育变异，通过影像学检查（包括 B 超、CT、MRI 及尿路造影等）都可以得出准确的结论。为了手术安全以及完善的治疗方案制订，可千万不要忽视术前的影像学检查哟！

手腕有肿块，是长肿瘤了么？

李同学是电脑狂人，尤其是放暑假后，经常连续几小时坐在电脑前不肯起身，最近发现右手腕背偏上有凸起，摸起来硬硬的像是骨头，还有点疼痛。由于电脑玩得不爽，他才感到紧张。上网一查，有人说手腕部是骨肿瘤的好发部位，他就更紧张了。

父母陪同他到医院就诊，拍了 X 光片没有发现骨质异常，骨科医生心里有谱了，说虽然摸起来很硬，但并不是骨肿瘤，应该只是腱鞘囊肿而已。为了让他们打消不必要的焦虑，又为小李申请了腕部的 MRI 检查，最终腱鞘囊肿的诊断得到了证实，完全排除了骨肿瘤可能。

腱鞘囊肿好发于腕部的背侧或掌侧、手掌远端、足踝部等处，临床常见。多为长期、过度摩擦关节，造成肌腱、腱鞘的损伤和炎症所致，囊壁为致密的纤维组织，囊内为无色透明的胶样液体。临床表现为较硬的软组织肿块，可伴有疼痛，影响关节活动。

由于腱鞘囊肿并非来源于骨，所以在 X 线及 CT 片上往往见不到明确的影像。但邻近骨质显示没有异常，故可排除骨肿瘤的诊断。MRI 对腱鞘囊肿的显示比较明确，如有鉴别诊断上的困难，加做 MRI 检查就很有帮助（图 3-2）。

肿瘤与肿块，不宜画等同，百度含糟粕，影像可建功。

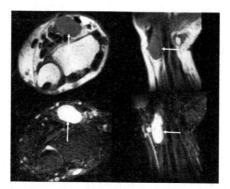

图3-2　腕关节MRI图像

轴位（左）及冠状位（右）T1WI（上）及压脂T2WI（下）序列均可显示腱鞘囊肿（白箭头所示）。

为什么会摸得到一个突起？

为什么会摸得到一个突起？要回答这个问题，还真不简单。因为，摸到的这个突起，有可能是"正常"的，也有可能是"发育变异"，还有可能是真的"有病"了！

为什么这么说？

众所周知，每个人都会有骨架（骨骼系统），大约由206块（由于变异，可多于或少于这个数）骨头构成。这些骨头长长短短不一样，不少骨头还很不规则。基本上每块骨头都会有或多或少的突起，分别与肌腱、韧带等结构相联系，或与其他骨形成关节或连接。比较表浅而容易被摸到的突起是临床上很重要的体表标志，可以帮助医生做定位诊断。例如胸骨角、剑突、髂前上棘、髂后上棘、第七颈椎棘突、肩峰、肩胛下角等等，都是正常的骨性标志，不要认为是异常。

另一方面，粗壮的骨架长不出苗条的淑女，纤细的骨架也配不上彪悍的壮汉。胖瘦程度与软组织关系较大，但高矮如何却与骨架的关系更为密切。身材有不同，本是正常现象，但如某些个体的差异有点大，如前述的"正常骨性标志"长得特别粗大，又或者是某些人多长了几块骨头，这就是变异了，而不是"有病"。

当然，也有人会因为骨头长肿瘤，或者其他病变，引起骨头外形变化，从而被摸到有一个或多个突起，这些情况当然就是"有病"了。

所以，当摸到一个突起的时候，既无须过于紧张，也不能随意忽视。特别是当某些突起特别粗大、伴有疼痛不适，或短期内有变化的情况，应该及时到医院进行 X 线摄片、CT 或 MRI 检查，以及时排除病变的可能。

骨头长突起，原因不单一。影像可鉴别，无须干着急！

这个突起到底是肿瘤还是变异？

最近有学生拿出这个图像（图 3-3）向我请教，问："这是不是骨软骨瘤?"

我明确地告诉他:这不是骨软骨瘤,而是一种变异;它还有个专有名称,叫"肱骨髁上突"。临床及X线诊断中,常有人将肱骨髁上突与骨软骨瘤、骨瘤、骨化性肌炎等病变相混淆,因此,补充一些相关知识是有必要的。

肱骨髁上突属于解剖结构变异,有特定的发生部位,起自于肱骨骨干下1/3前内侧,一般距肱骨内上髁约4~8厘米,这是鉴别的重要依据。肱骨髁上突可长可短,但一般形状如钩,故也常被称为"钩突";其尖端向下,指向肘关节,而骨软骨瘤的生长方向却常是背离关节,这一点也很有鉴别意义。肱骨髁上突的发生有种族区别,白种人的发生率高于其他人种,可达0.4%~2.7%,好发于男性,左侧更多见。

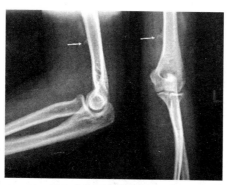

图3-3 左肘关节X线平片
左为侧位,右为正位,可见鸟嘴状的肱骨髁上突(白箭头所示)

在肱骨髁上突与肱骨内上髁之间,有一种叫Struthers韧带的附着，故有人认为其发生可能与韧带起止处的骨质过分发育有关。而在由肱骨髁上突、肱骨内上髁和 Struthers 韧带共同构成的纤维 – 骨性通道内，则有正中神经（偶有尺神经）和上臂血管（尺动脉和尺静脉）穿行其中。

正所谓"会者不难，难者不会"，只要具备影像解剖知识，在 X 线平片上就可以确立肱骨髁上突的诊断。而对于某些具有临床症状的病例，加做 MRI 或超声检查，则可起到评价其纤维 – 骨性通道内的神经和血管状态，协助鉴别诊断的重要作用。

背是歪的，有什么病吗？

我们可能会注意到，身边有些成年人甚至是青少年总是歪着身子走路。有些可能只是长期的走路姿势不良所造成的"高低肩"，但确实还有相当部分人则是由于存在"脊柱侧弯"，单靠姿势矫正无法达成治疗目的。

引起脊柱侧弯的病因，有先天性的发育变异和特发性的脊柱侧弯，是危害儿童和青少年的常见疾病，如不及时治疗，可发展成严重的畸形，影响心肺功能，甚至导致瘫痪。

先天性的发育变异，是脊柱在生长发育过程中出现了骨性结构变化，与正常人长得不一样。包括有半椎体、蝶形椎、楔形椎体、融合椎等，可导致脊柱发生侧弯或后突畸形。在这些先天性的发育变异中，以半椎体畸形（图3-4）最为常见，可单发，亦可多发，胸椎最多见，其次是腰椎。而特发性脊柱侧弯则看不到明显的脊柱骨性结构异常，主要由神经肌肉力量的失平衡所造成。

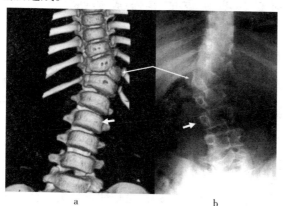

图3-4 半椎体畸形

a.CT三维重建图；b.X线平片。可见只有一半发育的三角楔形椎体（细长箭头所示），并造成脊柱侧弯；正常发育的椎体（粗短箭头所示）则两侧对称。

X线检查是脊柱侧弯最重要的检查方法，一般借助站立位的"全脊柱正侧位摄片"，就可以明确脊柱侧弯的原因，并对其程度、部位、代偿度以及是否伴有旋转等进行测量和评估。常规的"全脊柱正侧位摄片"上端应包括下颈椎，下端应包括双侧腰骶关节和髂骨翼。CT扫描尤其是脊柱三维重建CT可以很好显示先天性椎体畸形，MRI检查则可着重评价脊柱骨性异常对脊髓神经的影响，并可除外是否并存有脊髓病变。

总之，影像学检查对于解答"背为什么是歪的"之类的问题，有一锤定音之功，应予充分关注，以保障对患儿进行及时、有效的治疗，防止发生严重的后果。

脊柱侧弯都是发育变异造成的吗？

那可不一定！

如前所述，"特发性脊柱侧弯"就不是脊柱的发育变异所造成，而是主要由神经肌肉力量的失平衡所致。

另外，还有多种多样的疾病，可以继发脊柱侧弯。比如脊柱骨骺发育不良、马方综合征、先天性多关节挛缩症、神经纤维瘤病、脊柱结核（图 3-5）、化脓性脊柱炎、脊柱骨折、脊柱肿瘤、强直性脊柱炎、代谢性疾病、创伤术后、脓胸及胸廓成形术后、椎间盘突出症、退行性骨关节病、脑性麻痹、脊髓灰质炎后遗症、脊髓损伤、渐进性神经肌肉疾病等均可能引起脊柱侧弯。

因此，对于脊柱侧弯，不要想当然地认为全都是不要紧的"高低肩"或发育变异。特别是伴有其他症状或有进行性加重的脊柱侧弯，还是要多一个心眼，及时到医院就诊，做一个影像学检查，将脊柱的骨头和相应的软组织都显示出来，仔细看看，评估过后，方才可以安心。

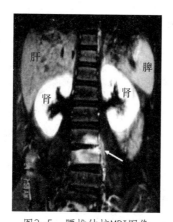

图3-5　腰椎结核MRI图像

第3~5腰椎及椎旁可见高信号病变（白箭头所示），相应椎间隙不对称性变窄，腰椎轻度侧弯。

孩子的头比较大，是不是聪明的象征？

有人说"大脑袋的孩子更聪明"。那么，这个说法是否科学呢？

其实，聪明的人不一定脑袋大，头小也有可能是天才。据报道，历史上的著名人物，有的头围很大，也有的很小，比如俄国伟大作家屠格涅夫的脑重2019克，而法国著名作家法朗士的脑重却仅为屠格涅夫的一半。

头围大小与遗传有一定关系，父母头大，孩子头大的概率也就高些。影响智力的因素就更多了，如生理因素、遗传因素、营养状况、药物、射线及孕期感染情况，外环境（社会大环境及家庭微环境）等，这些因素共同决定了孩子的智力发展状况。因此，头围的大小只是影响孩子智力的一个因素，头大与聪明并不能画等号。

从另一个方面来说，头大不一定都是好事。如果宝宝的头围大于正常范围，或者头围在短期内增长过快，反而不正常，很可能有病变。这些病变包括有脑积水、巨脑症、慢性硬脑膜下血肿、脑肿瘤等疾病，这些"大头娃娃"不但不可能聪明，反而常为痴呆，甚至有生命危险。另外，小儿缺钙、蛋白质摄入低下等也可表现为头大。

因此，如果家长发现自己有个"大头儿子"，不要一味地沾沾自喜，当然也不必"压力山大"。正确的做法应该是，及时到医院儿科或神经外科做个全面检查。一般来说，接诊的医生都会建议去给孩子做个脑部的 MRI 检查，以排除一些脑部发育变异或疾病，并对脑部的发育状况作一个评估。做到了这一点，家长也可以给自己一个安心，万一发现有颅脑疾病也不会耽误治疗时机。

聪明不必头很大，看过影像再说话！

比同龄孩子矮，还有得长吗？

人生拥有太多的机遇和挑战，尤其是在升学、就业、婚姻这几个关键节点，谁也不希望相对矮小的身材成为一道屏障，对人生产生不利影响。作为父母，看到自己的孩子比同龄孩子矮，心中也不免焦虑。

我们知道，孩子的身高与多种因素相关，比如遗传因素，孩子的营养、睡眠、运动情况等，其次每个孩子的身高发育峰值时间不一。也就是说，比同龄孩子矮，不等于将来就不会长得比同龄孩子高。但是，如果不注意，错失了及时干预的时机，则还是有可能造成终生的遗憾。

因此，我们需要通过专业的方法评价孩子的身高情况，评估还有没有进一步长高的可能。一般从出生到 14 岁，可根据骨骺出现的时间来测定"骨龄"，14~25 岁则主要根据骨骺的闭合时间来测定。拍摄全身骨骼的 X 线片来估测骨龄，较为全面而准确，但既不方便又很浪费，且有受射线辐射的担忧，所以，临床实际工作中，一般都是选择有代表性的部位如手腕部、肘部做检查。最简便而常用的方法就是拍摄一张左手手腕的 X 光片（图 3-6），作为评定骨龄的依据，但有时又不够严谨。如果需要比较精确地进行骨龄计算，则需要按照专科医生的专业指引来进行影像学检查，适当增加检查部位。

通过骨龄的影像学检测，结合孩子的实际年龄、身高及其父母的身高，经科学计算及综合分析，可以估计孩子将来的生长潜力。如果年龄大于骨龄，提示孩子生长缓慢，还能再长高；如果年龄小于骨龄，提示孩子可能早熟，长高的余地就会低于正常发育的儿童。

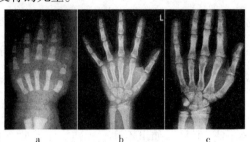

图3-6 左手腕掌部X线平片

a.0岁；b.8岁；c.12岁。区别在于骨骺骨化出现及骨化程度不同，有一定的规律，故可用于骨龄的判断。图上的"L"代表左侧。

强调说一句，孩子的年龄越大，长高的潜力也越小。所以，当发现自己已经不太小的孩子仍比同龄孩子矮，就要予以充分关注，到医院去做个检查，抓住最后的干预机会，为孩子创造更为光明的未来。

科学评估创机遇，孩子身高早做主。

多囊肾是怎么造成的？

要问"买房最怕什么？"是太贵了？不是的，而是当你每晚睡觉时听到那"滴滴答答"的漏水声！你说烦还是不烦？

那漏水跟多囊肾有啥关系？还真有类比的关系，可以说得更清楚嘛！因为肾脏最重要的功能，就是将血液中的代谢废物过滤，并最终形成尿液排出，这不就相当于排水吗？

房屋的排水管堵塞破裂，连通不好，不能顺利流出，自然会渗漏出来，造成一地积水。肾脏也是这样，由于基因遗传问题，发育变异了，肾小管与集合管连接发生了障碍，尿液排出受阻，在肾脏内形成"积水"，即大大小小的尿液潴留性囊肿，这就是"多囊肾"了。多囊肾最常见的是成人型，另外还有"婴儿型多囊型"，比前者的症状严重得多，大多数会快速发展为肾衰竭而死亡。

要诊断"多囊肾"，超声检查可作为首选，准确率在95%~100%之间，既简便又实用（图3-7）。当然，CT和MRI对多囊肾的诊断也是很准确的，更有利于与其他疾病进行鉴别，可根据需要选用。

水管连接出差错，有时也能惹大祸！

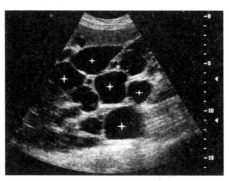

图3-7　成人型多囊肾
B超图像显示肾内多个囊样的液性暗区（十字星所示），大小不一，互不相通。

哎呀，髌骨骨折了？

喜欢运动的小王一不小心磕碰到了右边膝关节，当时就疼得不敢动了，被小伙伴们扶着去拍了片。给他拍片的技术员看过片，不由得叫了起来：哎呀，髌骨成了三块，是粉碎性骨折呀！小王一听，心里"咯噔"了一下，脸色也阴沉了下来。

听到叫声，他的主治医师连忙过来看了图像，批评技术员说：大惊小怪什么？这只是一种发育变异而已，根本就不存在骨折好不！小王听后，揉了揉自己的膝盖，感觉已经没有当初那么疼痛了，又试着伸了伸腿，似乎已经没有什么影响了，也禁不住哑然失笑。

我们知道，髌骨就是膝盖前面的那块小骨头，是在伸膝肌肉（股四头肌）肌腱中发育的一块"籽骨"，也是人体内最大的籽骨。正常情况下，它由一个骨化中心开始成骨，故形成一块骨；少数人可由多个骨化中心分别成骨，愈合后也可成为一块骨；如果多个骨化中心在成年后仍不愈合，就可形成"二分髌骨"或"三分髌骨"（图 3-8）。

除"二分髌骨"或"三分髌骨"变异外，人体内还有很多可能与骨折相混淆的变异，其中足踝部最多见，腕掌部也不少；除了所谓的"籽骨"外，还有更多的"副骨"变异。

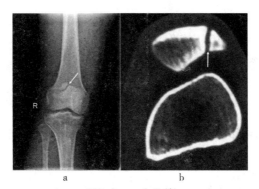

图3-8 二分髌骨

a.X线平片；b.CT轴位图像。髌骨分为两块，但骨皮质完整且比较光滑（白箭头所示），不可误认为是骨折。图上的 R 提示为右侧。

这些籽骨和副骨变异，一般并不会对人体健康产生什么影响，但当遇到它的主人刚好又受了伤，就很容易被误认为是骨折了。

有人又问了，那如何鉴别呢？首先，籽骨和副骨都有特定的部位，常常两侧对称。其次是看受伤的位置、机制是否与所见的骨片对得上，局部是否存在确定的压痛和骨擦音。再次，在 X 线片上籽骨和副骨都有完整的骨皮质包绕、轮廓比较光滑，而新鲜撕脱的骨折片往往骨皮质包绕不完全，轮廓可呈锯齿状。

当然，不是说籽骨、副骨以及邻近的骨质就不会发生骨折了。因此，我们绝不能掉以轻心。对于 X 线片上鉴别有困难的病例，加做 CT 或 MRI 检查，是完全可以鉴别清楚的。

骨质有破坏，难道还不是骨肿瘤？

的确，骨肿瘤的一个重要征象就是骨质破坏。良性骨肿瘤的破坏区域比较规整，边缘也比较整齐光滑，而恶性肿瘤的破坏区域就不那么清楚光滑了。

我们应该清楚，所有的骨头都不是铁板一块的均匀高密度，它的外形与它的功能相关，它的内部也有与其功能相适应的结构。由于个体差异和发育变异，骨头的某些区域或结构会表现得类似骨质破坏，但却并非骨质破坏。所以，我们对于所谓"骨质破坏"的征象一定要仔细甄别，不能一看到骨质密度减低的区域就认定是骨质破坏。

举一些例子来说明：肱骨鹰嘴窝的骨壁有时很薄，在正位片上显得比较透亮，有时骨壁甚至缺如而成为一个叫作"滑车上孔"的空洞。锁骨中段有时会出现小圆形透明区，叫作锁骨中孔或锁骨上孔。七岁以上儿童的足部侧位片上，有时能够见到跟骨滑车骨质中有圆形或三角形的囊肿样透亮阴影。股骨头圆韧带窝在旋转屈曲位拍片时可表现为股骨头中心部的透亮影。部分儿童的胫腓骨近端与股骨远端可见单房或多房性囊状缺损影，通常其边缘硬化锐利，侧位片影则为皮质的表面缺损。还有一些部位的骨头或因局部骨皮质较薄而骨松质较多，在某些投照位置也可显示为类似骨质缺损的区域，如肱骨大结节、腓骨头、肩关节盂上缘的肩胛骨、股骨小转子等处。骶骨下部一侧或两侧有局限性骨凹陷，称为骶骨下切迹，骶髂关节下方的髂骨侧常可见半圆形或浅弧形切迹，称为骶髂关节旁沟。这些结构如果不注意，就很容易被当作骨质破坏，而误诊为骨肿瘤或其他骨病。

如何防止这方面的误漏诊呢？首先，需要有良好的影像解剖学知识，对各块骨头的正常结构和可能的变异有比较清楚的了解，这也是考验医生专业素养的重要依据。其次，必须结合其他的伴随征象进行综合分析，不可"攻其一点，不计其余"。此外，结合临床资料也是正确的方法。在鉴别诊断困难时，则需要加做 CT 或 MRI 检查，以探寻更丰富的鉴别诊断信息。

脊柱裂是怎么回事？

脊柱裂为脊柱的先天畸形之一，又称为"脊椎裂"或"脊柱闭合不全"，多为第 1、第 2 骶椎或第 5 腰椎椎弓部不愈合，形成宽窄不一的裂隙，有时可见游离棘突。其发生原因主要是胚胎在母体内发育 26 天左右时，神经管的发育发生障碍所致，多认为与叶酸缺乏有关。

如果只是单纯存在骨性裂隙，影像学检查时偶然发现，称为"隐性"脊柱裂（图3-9a），是一种常见的发育变异，普查人口中占5%~29%；如果因裂隙较宽，同时伴有脊膜、脊髓膨出，则会出现相应的临床表现，则为"显性"脊柱裂（图3-9b），占1‰~2‰，治疗上相当困难。

显性脊柱裂的临床表现与其膨出的内容物多少及类型有关，最轻的只是少许脊膜膨出，重些的伴有脊髓及其他内容物膨出，最重的脊髓中央管完全裂开，呈外翻状暴露于体表，因多伴有下肢或全身其他畸形，且多有双下肢瘫痪等，症状复杂，死亡率甚高。

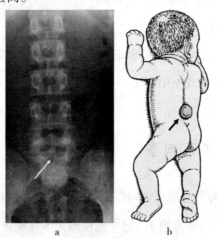

图3-9　脊柱裂

a.X线平片，可见第1骶椎椎弓部斜行小裂隙（白箭头所示），患者无临床症状；b.示意图，可见小儿腰部中线处脊膜膨出（黑箭头所示），为显性脊柱裂。

影像学在脊柱裂的诊断中意义重大。对于隐性脊柱裂来说，影像学是确诊的唯一证据；而对于显性脊柱裂，通过影像学检查可以明确从骨性裂隙中膨出的内容物性质和程度，可为临床制定治疗方案提供必要和充分的依据。

变异若是太离谱，遍请专家也难补！

肋骨上长了个突起，是肿瘤吗？

肋骨与人体其他骨头一样，也可能长肿瘤。例如，良性的骨软骨瘤、巨细胞瘤、软骨瘤、血管瘤，恶性的骨肉瘤、软骨肉瘤、淋巴瘤等，还有骨纤维异样增殖症、骨囊肿等瘤样病变，均可发生在肋骨。

那么，在肋骨上摸到，或者是在 X 线拍片时发现长了一个突起，就一定是肋骨肿瘤吗？

答案是：不一定！

其实，肋骨的先天性发育变异并不少见，多数为肋骨前段分叉，称为叉状肋畸形（图 3-10）。由于它只是外形的改变，骨质结构都是正常的，故与肿瘤的影像学表现有区别，一般都可做到确诊。

除了叉状肋畸形外，肋骨还有一些其他的发育变异，如肋骨联合（两条肋骨连接为一体）、肋骨粗大或细小等。肋骨与胸椎相关节为正常，但有时可见颈椎或腰椎旁多长了一根或多根肋骨，则称为"颈肋"或"腰肋"，也属于发育变异的范畴。

绝大多数的肋骨发育变异不会引起任何症状，对身体也没有不利影响，不需要进行治疗。影像学检查的任务就是注意与肋骨肿瘤等病变相鉴别，以杜绝误诊误治。

是瘤不是瘤？答案影中求。

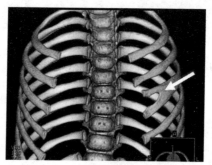

图3-10　叉状肋畸形（白箭头所示）

什么是椎缘骨？

椎缘骨又称永存骨骺、椎角离断体或边缘骨，在腰椎影像学检查中常见。X线表现为位于椎体前上缘的三角形骨块影，亦可见于前下角、后上角等处。绝大多数为单发，少数可多发。

椎缘骨的发生机制仍未完全明了，多数认为是椎体软骨板和（或）椎体骨骺交界处存在薄弱区，在外力的作用下诱发髓核突出，使得椎体骨骺与椎体分离而形成三角形骨块，因此存在发育变异的因素。

X线检查以腰椎侧位片显示最佳（图3-11），最常见的部位是第4、5腰椎前上缘，可见三角形骨块与椎体缺损区相对应，周边硬化如皮质，内为松质骨。CT影像与X线检查类似，有时缺损区见软组织密度影，为突出的椎间盘组织。

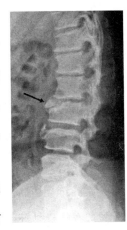

图3-11　椎缘骨（黑箭头所示）

椎缘骨因其好发部位以及典型的影像表现，一般不难诊断。但需与椎体前缘骨折、骨质增生、青年脊柱后突、强直性脊柱炎和晚发型脊柱骨骺发育不良等疾病相鉴别。特别是刚好受到外伤的患者，如果难以与骨折鉴别，可加做MRI检查，往往能够提供准确的信息。另外，密切结合临床、提高影像检查质量，必要时及时复查，亦可有效避免误诊、漏诊，防范医疗纠纷的发生。

骨头内部怎么还会有骨岛、软骨岛？

骨岛和软骨岛都不是病，而是属于发育变异的范畴，并且可认为是同一种变异的不同阶段的表现。

那么，骨内怎么会出现这样的变异呢？

我们知道，很多骨头在胎儿时期都是先形成软骨，然后再骨化而成骨组织。如果在发育过程中，骨内遗留有部分软骨成分没有骨化，而是继续保留为软骨组织，那么，存留的岛样软骨组织就被称为软骨岛。当软骨岛内出现较致密的钙化或骨样组织后，其影像表现与周边正常的骨质并不相同，仍表现为骨内的岛状结构，这时软骨岛就演变成为骨岛了。

软骨岛（图 3-12b）在 X 线照片上表现为正常骨质中有类圆形囊样透亮区，直径 0.2~2.0 厘米，也可能更大，其境界清楚，常有硬化骨环所包围。透亮区内无骨质结构，但也可透见重叠的周围骨质纹理。骨岛（图 3-12a）在 X 线片上则表现为骨内团块或结节影，密度较周围正常骨质为高，且不像正常骨有清晰的骨小梁结构，而常表现为鸟巢状，较为杂乱无章。

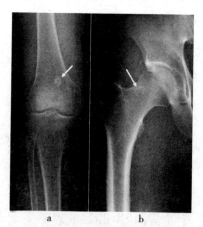

a   b

图3-12 骨岛、软骨岛

a.膝关节 X 线平片，可见股骨下段干骺端内高密度骨岛影（白箭头所示），境界清楚；b.髋关节 X 线平片，可见股骨颈内类圆形囊样透亮区，有硬化环包围，为软骨岛（白箭头所示）。

骨岛和软骨岛可发生于任何骨骼，但以长骨的干骺端和骨骺为多。骨岛和软骨岛一般不会引起不适的症状，对人体也没有什么害处，故并不需要开刀切除，也无须药物治疗。

骨内有小岛，别当病来报！

肝动脉到哪里去了？

有一个学生，在跟我为肝癌患者做介入治疗时，按常规做了腹腔动脉造影，却没有看到肝动脉显示，他竟然脱口而出说：咦，肝动脉到哪里去了？

是呀，肝动脉不就是应该从腹腔动脉发出吗？老师都是这样教的呀！前面看过多例肝癌介入术了，肝动脉也都是从腹腔动脉发出的呀！

我笑了笑，接着又做了肠系膜上动脉造影。对他说：看到没？肝动脉起源出现了变异，跑到肠系膜上动脉这里来了（图3-13）！

其实，肝动脉的变异并不少，据解剖学资料表明，大约有 30% 的肝脏存在着肝动脉变异，而且各式各样，有起源的变异，也有数目的变异。当肝内发生癌变后，还可能新生出不同来源的肿瘤供血血管，情况就更复杂。当然，这些新生的肿瘤血管不能算是发育变异，而是"如假包换"的病变血管了。

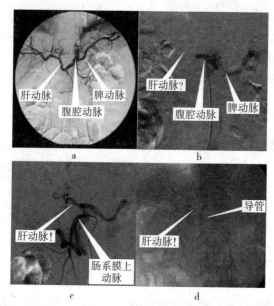

图3-13　肝动脉DSA图像

a. 腹腔动脉造影的一般表现，肝动脉和脾动脉均由其发出；b. 患者腹腔动脉造影，不见肝动脉显示；c. 肠系膜上动脉造影，可见肝动脉由其分支迂曲走行；d. 由于肝动脉分支变异，肝动脉插管治疗变得非常困难，可见导管在"盘山公路"上"长途奔袭"终于到位。

一般来说，起源于腹腔动脉以外的肝动脉都可称为"迷走肝动脉"变异。如果缺乏起源于腹腔动脉的肝动脉供血时，异位起源的肝动脉就称为"替代肝动脉"；如果有肝动脉从腹腔动脉发出，而另有异位起源的肝动脉供应肝脏的另一部分，则异位起源的肝动脉就称为"副肝动脉"。

肝动脉变异一般并不影响肝功能，也不影响介入或手术的疗效。但是，如果不清楚这种变异，则可能造成介入操作的盲目性，也可能造成活体肝移植手术的失败。

不识正常和变异，病魔暗处把你欺！

为什么止血的效果不好？

早些天，我们接诊了一个病例，是从外院转过来的。患者因为咳血（也称咯血），吃药打针无效，还做了介入栓塞止血（参见第六章），当时介入医生也说是成功了，但咯血的症状却没有明显的改善。患者失去了耐心，只得换一个医院看看。

我们分析了患者的病情和影像资料，认为还是要再做介入治疗才行。为什么外院介入的疗效不好呢？主要是对患者的血管变异情况没有充分掌握所致。

咯血的血供来源最主要的是"支气管动脉"，它比前述的肝动脉更容易发生变异。同时，还可能有多种来源的血管如胸廓内动脉、肋间动脉、膈动脉等都可能相互沟通成为咯血的血供来源。

有人说了，DSA不是诊断血管病变的"金标准"吗？那介入时为什么会有遗漏呢？

没错，介入过程中行DSA检查，对血管的显示是最清晰的；但它也有缺陷，即导管没有插到的血管是显示不了的。那有什么办法可以弥补这个缺陷呢？

答案就是：应该重视术前的 CT 血管成像。CT 血管成像只需经静脉注入对比剂，在合适的时间内进行扫描，借助高性能计算机工作站的处理，就可以显示每一条可能引起咯血的血管影像。这些影像的获得，为介入治疗指明了方向和路径，不但可以保障疗效，同时也大大地提升了操作的效率。

要想效果好，不可盲目搞！

憩室是怎么回事？

所谓憩室，是指空腔管道器官如胃肠道、膀胱、胆囊等由内向外膨出而形成的局限性囊袋状结构。主要是由于这些腔道器官的肌层存在薄弱区，在腔内压力作用下向外膨出所致，也可由于管腔外邻近组织病变的粘连、牵拉而造成。

憩室通常可被认为是一种解剖结构变异，憩室的内层黏膜、中层平滑肌和外层结构完整，只是肌层较为薄弱而已。大部分有憩室的人并无任何不适感，只是在做 X 线钡餐造影、膀胱造影等影像学检查时偶然发现。憩室大多单发，少数为多发性，最多见于消化道，以食管、十二指肠、回肠末端及结肠尤为多见。

小的憩室及没有症状的较大憩室可以不必理会，但当食物残渣、粪便或其他异物进入消化道憩室，容易引起感染而出现不适症状，则需要进行抗感染、解痉、抗酸等药物治疗，必要时还需外科手术切除以达到根治的目的。膀胱憩室内结石亦可诱发感染，可出现血尿，少数患者可因巨大憩室位于膀胱颈后压迫膀胱出口产生尿潴留，压迫直肠而致便秘，压迫子宫而致难产，这些情况也必须进行相应的治疗。

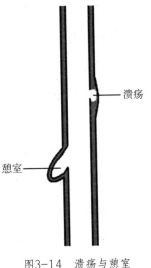

图3-14　溃疡与憩室示意图

消化道憩室常常需要与溃疡相鉴别，但溃疡是由于管壁破溃所造成，内层的黏膜是不完整的，甚至于中层和外层都不完整（穿透性溃疡或造成穿孔），在造影图像上还是有各自的特征的。此外，溃疡可不是解剖"变异"，而是一种明确的"病变"，通常有明显的临床症状和体征。

憩室似溃疡？其实不一样！

发育变异都不需要管它吗？

一般来说，发育变异虽不同于"正常"，但并不认为是"病变",可以看作是不必干预的个体差异。

然而,有些发育变异会比较明显地改变身体的正常结构,影响"形象",甚至可能引起比较明显的临床症状,那就不能再"不管它",而应该积极面对,进行妥善处理。

比如,前一节所述的憩室导致长期发炎,或因为太大引起邻近器官的压迫,就需要考虑手术处理了。肱骨髁上突及其相连的 Struthers 韧带如果造成神经和血管的卡压,即引起"肱骨髁上突综合征"或"旋前圆肌综合征",也有可能需要手术切除。颈肋、腰肋或第七颈椎横突过长等变异,如果引起神经压迫症状,也需要手术处理。还有半椎体、蝶形椎、楔形椎体等发育变异,如果造成脊柱侧弯,也需要进行手术矫形处理。

前面还提到过多囊肾、脊膜脊髓膨出等,其基础是发育变异,但最终的表现却是演变为实实在在而且必须处理的疾病,绝不可等闲视之。

变异过了头,也请别小瞧!

第四章

一目了然看得准

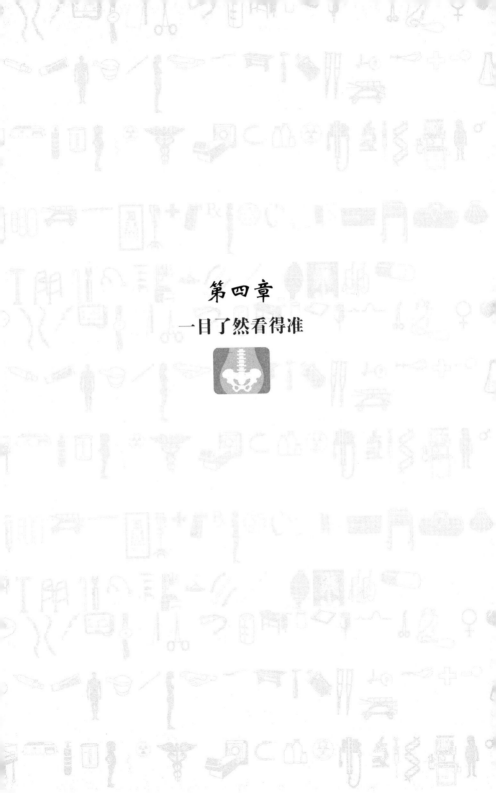

是不是真有骨折？

有一天，一名年资较高的骨科老师带着他的母亲来拍 X 线片，说是母亲的脚扭了三天了，生活起居不受影响，只是右踝红肿，走起路来稍有跛脚而已。老人家一直说没事，不肯来医院，但是骨科老师不放心，高度怀疑老人有骨折，就硬拉着老人来拍片。拍完 X 线片，骨折一目了然。

还有一次，一个小伙子也说是足踝部受了伤，由小伙伴们护送过来。只见他泪流满面、不敢动弹，一让他移动一下就叫得声嘶力竭的。可是，拍完 X 线片，骨折的诊断反而被排除！

为什么会这样？其实，每个人疼痛的阈值是不同的。受伤后叫得最凶的可不一定是伤得最重的，伤者的症状有可能"欺骗"你！所以，不能单凭伤者的症状来诊断骨折。否则，轻的可能导致骨骼畸形愈合，重则可能由于断裂的骨折片扭转、移位，进一步伤及周围的神经、血管和肌肉等组织，最终导致严重的残疾。

那么，骨折的诊断应该依据什么来确立？

凭骨科医生的"手感"诊断是否可靠？的确，有经验的骨科医生手上功夫了得，检查一下"体征"，对伤情的判断有时也会非常准确。但是，经验最丰富的医生也不会迷信他自己的手感，他一定会让伤者去照一下X光！

X线片是凭什么来诊断骨折的呢？可以说，清晰的"骨折线"就是诊断骨折的"金标准"（图4-1）。

外伤疼痛时常有，疑是骨折有时无；经验老到难绝误，片上有线谁不服？

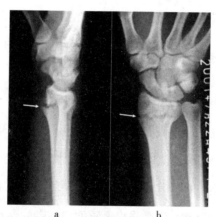

a   b
图4-1　腕关节X线摄片

a. 侧位片；b. 正位片。桡骨远端可见清晰的锯齿状透亮线（白箭头所示），骨皮质连续性中断，据此即可确诊为骨折。

该不该马上手术？

遇到有人突然出现头晕、头痛、恶心、呕吐甚至昏迷，应该怎么办？

出现这些症状，肯定是有病，必须立即请医生治疗！这样的回答，几乎每个人都会，而且也没有错。

但是，"该请内科还是外科医生看？""要不要马上开刀手术？"要回答好这随后的问题，不要说普通人，就连大医院的专科医生也会觉得棘手。

那怎么办？医生比普通人强的是，会根据患者的上述表现，初步确定有脑出血的可能。然后，他会立即让患者去做个颅脑 CT，以明确这个初步诊断是否正确，并进一步得到出血量、出血部位以及有无脑疝形成等关键信息。

血管中的血液冲出血管，跑到脑组织当中后，在 CT 上表现为高密度，很容易被发现（图 4-2）。出血量的多少可以根据影像表现来测量，是影响手术决策的重要因素之一；影响手术决策的另一个重要因素是出血的部位。这两个重要因素又共同成为脑疝形成的关键因素。

有了影像学客观依据后，医生就有了回答"应该马上手术！"的底气，并且能够正确地做出"骨瓣开颅血肿清除术""去骨瓣减压术""骨窗开颅血肿清除术""血肿穿刺引流术"或"脑室穿刺引流术"等术式选择。同样，根据不同的影像学表现，医生也能够理直气壮地做出"不宜手术"或"不必手术"的回答。

CT 评估脑出血，手术与否免纠结。

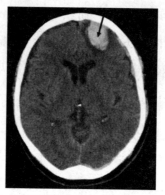

图4-2　CT显示脑出血（黑箭头所示）

体内长出爆米花？

提起"爆米花"，你可能会回忆起某年某月的某一天，电影院中那甜蜜的感觉；那一颗颗被炸开了花的不规则玉米粒，那明亮的金黄中又泛出诱人的白光，印象深刻吧？

然而，要是某次胸部体检，在你的肺内也发现了"爆米花"，又会是什么体验呢？肯定不是电影院中的"某一颗"掉到体内，而是真的长出来的，会不会心里凉了大半截，完了！快"over"了！吓人吧？

其实不必慌张，大可淡定处之。影像医生看到肺内"爆米花"，又再全面地观察了 CT 图像信息，发现病灶周边干干净净，没有牵着胸膜，也没有拉着支气管，立即排除了恶性肿瘤的可能，大笔一挥已经写下诊断：肺内错构瘤（图4-3）！这下可以放心回家了，还可再买包爆米花压压惊。

为什么能够这么明确地下诊断？因为肺内的"爆米花征"是肺错构瘤的特征性表现，在鉴别诊断中意义很大。肺错构瘤其实是肺内正常组织成分的排列异常和数量异常，也可伴有分化程度异常的"肿瘤样变异"或"良性肿瘤"，基本上不会引起临床症状，多数是在常规检查时偶然发现。

体内还有其他部位也可能出现"爆米花"，而且基本上可以排除恶性病变的可能。比如乳腺内的纤维瘤或错构瘤可以出现爆米花样钙化；再比如颅内海绵状血管瘤在MRI上也可表现为爆米花样的混合信号团。

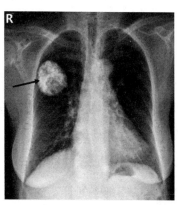

图4-3 胸部X线平片显示肺错构瘤（黑箭头所示）

根据特征性的"爆米花"样影像以及出现的不同位置，有经验的医生就能快速做出疾病的诊断，判明诊疗方向。看到这里，你是否也长了知识，有了经验了呢？

体内长出爆米花，一目了然无须怕。

肺内为何长树芽？

送走寒冬，小草开始从地底探出头来，树木也开始抽枝发芽，初春时节那一派欣欣向荣的景象让人不由得想起朱自清写下的千古美文《春》中那生动的句子。

可是，当"邪恶力量"在体内野蛮生长，就不是那么美好了。你看，CT 图像上发现肺内长了"树芽"（图 4-4a），是不是很像春天里挂满嫩芽的树枝（图 4-4b）？"树芽征"很形象，也很容易认，它是病原微生物在肺内"撒欢"呢！这些可恶的小东西把人肺当成春天的草地了！

"树芽征"于 1993 年被首次报道，用来描述肺结核沿终末支气管扩散的征象，并被认为是肺结核的特征性表现，是可以确诊为肺结核的。随着研究的深入，又发现其他的病原微生物，包括病毒、细菌、真菌甚或寄生虫，只要累及细支气管，其炎性渗出物堵塞细支气管，同样也可以引起类似的改变。

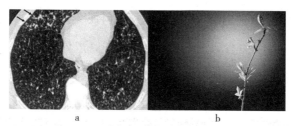

图4-4 树芽征

a. 胸部CT平扫肺窗显示树芽样病灶（黑箭头所示）；b. 春天的树芽照片

当然，肺结核还往往有其他的征象，"树芽征"的伴随出现，仍然是新发、复发播散性肺结核最常见和较具特异性的影像学表现，在肺结核的诊断和鉴别中具有很高的价值。

树芽长肺内，结核需考虑。

卫星环绕，有何蹊跷？

1970年，东方红一号发射成功，点燃了全民的卫星探索激情。如今，卫星数目繁多，日夜绕地飞行，在定位、通讯、气候服务等方方面面融入人们的日常生活，改变了大众的行为方式。

在胸部平片或CT片上，有时会发现肺内有结节或团块状的病变，同时还会发现有小斑点、斑片或条索状阴影环绕在其周围，形似卫星（图4-5）。这种影像表现，就被形象地称为"卫星征"，大病灶周围的小病灶也被称为"卫星灶"。

那么，有"卫星"环绕的病灶有何蹊跷？原来，这是肺结核的另一个特征性表现。为什么会形成"卫星灶"呢？这是由于结核向周围播散所致，其病理基础是干酪坏死及纤维增殖性病灶，一般密度较高。

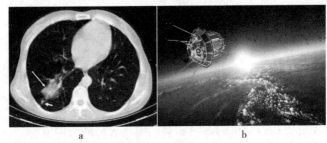

图4-5　卫星征

a.胸部 CT 图像，显示结核球（细长白箭头所示）及周围的卫星病灶（粗短白箭头所示）；b.太空中的卫星。

肺结核古称"肺痨病"，在"N 多"个年代里都是"不治之症"，直到 1945 年，特效抗生素（链霉素）的问世，才使肺结核有药可医。此后，随着多个抗结核药物的相继合成，以及卡介苗接种的广泛普及，肺结核的发病率和病死率呈直线下降。然而，近年来，肺结核似乎又有死灰复燃之势，值得警惕。

肺结核的影像表现多种多样，当其形成结节或团块状球形表现时，我们就可称其为"结核球"，容易与肺癌相混淆。这时，如果能够发现其周边的"卫星灶"，对鉴别就有很大的帮助，因为肺癌一般不会在肿块影周围出现卫星灶。而肺部其他的炎性病变周围，有时也可出现一些散在病灶，但一般密度浅淡，边缘模糊，可以鉴别。

见到卫星环绕，结核诊断可靠。

胸中扬风帆，是要闹哪样？

记得小学时看作文读物，总有像"让我们扬起理想的风帆"之类的文章，老师们尤其喜欢这类主题，希望我们胸怀大志，扬起风帆，去"乘长风、破万里浪"。

来看看真的在胸中"扬起风帆"的图片吧！这是一个 1 岁小孩的胸部平片（图 4-6a），请看白箭头所示，像不像一叶"风帆"（图 4-6b）？这是什么呢？这其实是婴幼儿正常"胸腺"的影像。

胸腺是婴幼儿主要的免疫器官之一，相对于成人来说，它的体积是很大的，因而可以在胸部 X 线正位片上，见到一个船帆状的致密阴影从上纵隔突入肺内，其下缘呈水平状。这种 X 线表现就被称为"船帆征"或"帆征"，多见于右侧。随着年龄的增长，胸腺会变小，青春期后逐渐萎缩，成人的正常胸腺在 X 线片上是看不见的。换句话说，如果在成人的胸片上见到这样的"帆征"，肯定是不正常的。

再来看看成人胸中"扬起风帆"的图片（图 4-6c），请看黑箭头所示，是不是很像"风帆"？告诉你，这位患者最后被确诊为肺鳞癌，其与左心缘内侧重叠的"帆征"，就是肿瘤阻塞支气管而引起左下肺不张所形成。同样的道理，在肺内，凡是可以引起胸膜牵拉、肺不张的疾病都有可能出现"帆征"，根据这个征象，也便于我们找到病灶，推测病因。

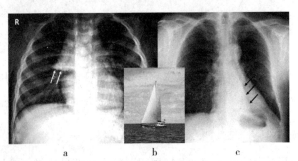

图4-6　船帆征

a.小儿胸部X线平片，显示船帆状的致密阴影从上纵隔突入肺内（白箭头所示）；b.帆船照片；c.成人胸部X线平片，显示与左心缘内侧重叠的船帆状阴影（黑箭头所示）。

如何确诊支气管扩张？

支气管扩张，简称"支扩"，是指支气管的持久性异常扩张。由于呼吸道慢性化脓性炎症，支气管壁的肌肉和弹性组织被毁损，从而形成不可逆的扩张变形。典型症状有慢性咳嗽、大量脓痰和反复咯血。

如果只是根据临床症状，支扩难以与慢性支气管炎、肺结核、肺脓肿等病进行鉴别。目前，CT检查能够确诊支气管扩张，质量上乘的X线胸片虽然也有较好的提示作用，但难以作为确诊依据。

　　CT影像确诊支气管扩张的主要依据是什么呢？答案是："轨道征"和"印戒征"。

　　所谓"轨道征"（图4-7a），也称"双轨征"，就像是承载火车的铁轨（图4-7b）。这是由扩张增厚的支气管壁与腔内的空气共同形成的影像，代表支气管"柱状"扩张，呈现为"两条"平行的线状阴影，与肺部一般的纤维索条影不同。所谓"印戒征"（图4-7c），则很像是一枚印戒（图4-7d），它由内含空气的大环状影邻接小圆形软组织密度影构成，其中大环为扩张的支气管，小圆形软组织密度影则为伴行的肺动脉。正常的支气管与伴行的肺动脉直径差不多，当支气管扩张，直径明显超

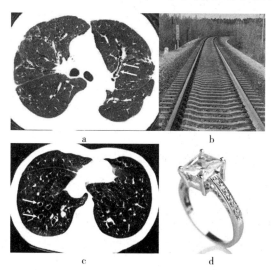

图4-7　轨道征与印戒征

a.胸部CT图像，显示平行的线状阴影，即轨道征（白箭头所示）；b.轨道照片；c.胸部CT图像，显示戒指状影像（白箭头所示）；d.戒指照片。

过伴行肺动脉时，才会出现"印戒征"。"轨道征"和"印戒征"其实是一回事，当 CT 扫描切面与扩张的支气管平行时，表现为"轨道征"，而当切面垂直时，就表现为"印戒征"。

除了上述的"轨道征"和"印戒征"之外，远端支气管成簇的"囊状"扩张亦可呈现出"葡萄征"，有的病例还可出现"串珠状"或"指状征"改变。这些征象对确诊支气管扩张也很有特征性意义。

认清"轨道"和"印戒"，支扩诊断可明确！

真能一眼认出包虫病？

包虫病是"棘球蚴病"的别称，是流行于畜牧区的常见病，非畜牧区则很少见。影像检查对这种病的典型表现辨识率非常高，您只要看过这种影像，今后也能一眼认出"牛一把"，并非"吹牛"！

为什么能够这么牛？真能一目了然看准了？

真的！因为包虫病有一个很特别的影像表现，让人过目不忘，那就是"水上浮莲征"，也可简称为"浮莲征"。请看肺包虫病（图 4-8a）和肝包虫病（图 4-8b）的表现，是不是很像"水上浮莲"（图 4-8c）？

棘球蚴在肺或肝等组织内形成包虫病，周围组织的炎性反应可形成包虫病的"外囊"，棘球蚴本身为"内囊"，病理上就有典型的"囊内囊"表现。外囊和内囊都可能破裂，肺的包虫病囊壁破裂后有空气进入，囊内容物部分排出，漂浮于囊液面上，则显示"水上浮莲征"。

肝包虫病的囊壁破裂后，虽不会有空气进入，但其他表现也类似。如内外囊部分分离，囊肿显示"双边征"，内外囊完全分离悬浮于囊液中，亦可呈现"水上浮莲征"，内外囊完全分离脱落于囊液中还可呈现"飘带征"，都是很具特征性的影像表现。

包虫病，怎诊断？请君关注水浮莲！

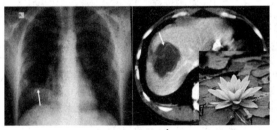

图4-8　水上浮莲征

a.胸部 X 线平片，显示肺包虫病影像（白箭头所示）；b.肝 CT 图像，显示肝包虫病影像（白箭头所示）；c.水上浮莲照片。

肺内也打马赛克？

某真人秀节目，嘉宾拿起矿泉水就喝，但发现这水并不是赞助商的品牌！节目中竟然出现竞争对手的品牌，赞助商肯定生气呀，而重拍又推高了成本，演员也不干。怎么办？"打马赛克"！遮住竞争品牌，问题解决了。

那么，马赛克和本节内容有什么关系呢？作个引子，引出"马赛克征"嘛，呵呵！

所谓"马赛克征"，有的教材也称为"镶嵌性灌注"或"马赛克分布"，指的是肺内出现高密度区和低密度区，交错夹杂，呈现不规则的补丁状或地图状，类似"马赛克"（图4-9a）的外观。

所有能导致肺部气体潴留的肺部疾病都可能导致马赛克征的出现，所以，它的特征性意义较前述的"水上浮莲征""轨道征"或"印戒征"要弱一些。但多数马赛克征是由慢性的小气道阻塞性肺部疾病引起，结合临床来判断，还是很有意义的。

请看下图（图4-9b），CT肺窗图像显示高低混杂的马赛克样影像，其中低密度区是气体潴留的病变区域，较高密度的区域是正常的含气肺组织。

劝君莫贪朦胧美，清晰世界才是真。

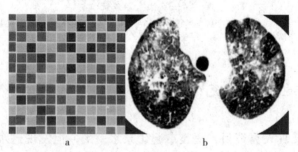

图4-9 马赛克征
a. 装饰材料马赛克照片；b. 肺部CT图像，显示高低混杂的马赛克样影像。

碎石铺成路，诊断少失误！

"世上本没有路，走的人多了便成了路"。看看下面这幅CT 图像（图 4-10a），是不是感觉和前面提到的马赛克征有些相似？

但是，仔细观察这幅高分辨 CT 图像，会发现它与黑白夹杂的补丁状"马赛克"影像并不相同。区别在于，它并没有密度减低的区域，而是整体呈现密度增高的"磨玻璃影"，然后再重叠有更高密度的网格状细线影，类似不规则的碎石路（图 4-10b），这种征象就称为"碎石路征"或"铺路石征"。其中的磨玻璃影是大量蛋白样物质沉积于肺泡中所致，而网格线影则代表增厚的小叶间隔。

"碎石路征"最先报道见于"肺泡蛋白沉着症"，至今仍被认为是一种特征性的典型影像，对诊断"肺泡蛋白沉着症"有很大的价值。肺泡蛋白沉积症是由于长期吸烟、接触粉尘或烟雾等导致的一种肺部弥漫性病变。

其他的肺部弥漫性病变如类脂质肺炎、特发性肺弥漫性疾病、吸入性肺炎等，同时引起肺间质和肺实质的改变后，也可能出现"碎石路征"，有时还需谨慎鉴别。

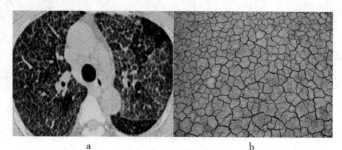

a   b

图4-10 碎石路征

a.肺泡蛋白沉着症的CT影像,酷似碎石路的图案;b.碎石路照片。

马蹄嗒嗒响,错得很形象!

前面说过,肺分两侧,互不相通,中间隔着纵隔。然而,有的人出现先天性变异,双肺连为一体,状如马蹄(图4-11a),因此称为"马蹄肺"。

马蹄肺是一种罕见的先天性肺发育畸形,影像上的典型特征是两下肺在心包后、脊柱前以狭长的峡部互相融合(图4-11b)。有马蹄肺畸形者,常可伴发其他变异,如几乎所有患者均伴有一侧肺(大部分为右肺)发育不良,并伴有右肺静脉引流至下腔静脉的"弯刀综合征"。还可伴有多种心内畸形或心外血管畸形、膈疝、食管气管瘘、食管闭锁、脊柱畸形等,注意不要漏诊。

除了"马蹄肺",还有"马蹄肾"。马蹄肾是最常见的肾发育畸形,由两肾下极横越中线连接形成(图4-11c)。同样的,发现马蹄肾者，亦应关注有无合并其他异常，如骨骼、心血管、中枢神经系统及肛门直肠等处的异常。

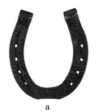 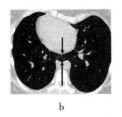 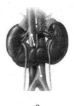

图4-11　马蹄肺与马蹄肾

a.马蹄铁照片；b.马蹄肺CT图像，显示两肺在心后、脊柱前融合（黑箭头所示）；c.马蹄肾模式图，显示两肾下极越过中线连接成一体（圆尾白箭头所示）。

半个月亮爬上来，肺中霉菌胃中癌！

抬头望见半个月亮，王洛宾的歌曲总会在脑海中飘过："半个月亮爬上来，依拉拉，爬上来……"心中不免涌起浪漫的情怀。

然而，在影像检查的图像上见到半个月亮，浪漫却又烟消云散了。不过，只要你认清这个征象，对疾病的诊断却又有着特别的意义。所以，我还得要说说它。

首先，我们看看这幅肺的CT图像（图4-12a）。箭头所指是不是像一弯新月（图4-12b）？这种征象就称为"空气半月征"或"新月征"，该征象强烈提示肺内的曲球菌感染！

曲球菌，也称曲霉菌，是一种真菌。肺部感染曲球菌后，菌体在肺组织中繁殖、聚集，使局部肺组织形成梗死灶，通过呼吸运动的牵拉并有一些空气进入，即形成 "空气半月征"。若空洞包绕病灶一周，又被称为 "海蚌含珠征"，即于肺空洞内有一球形病变（霉菌球），与洞壁形成半月状透亮区，体位改变时，霉菌球可在洞内移动。

值得注意的是，曲霉菌也可在其他疾病（肺结核、Wegener 肉芽肿和肺癌等）所形成的空洞内生长，从而形成霉菌球和 "空气半月征" 的影像。可不要忽视相伴随的其他影像表现哟！

我们再来看看这幅溃疡型胃癌的钡餐造影图像（图 4-12c）。箭头所示的影像也富有特征性，被称为 "半月综合征"。为什么会称为 "综合征"？因为它由半月形不规则 "龛影" 和外围宽窄不等的透明带即 "环堤" 构成；而环堤上还有结节状或指压状充盈缺损即 "指压迹" 和多个尖角状的 "裂隙征" 等征象。在环堤之外，还有 "黏膜纠集" 现象。

此外，一些其他疾病也可形成 "半月征" 或 "新月征"。如肺包虫病，空气进入外囊与内囊之间后即可呈现半月状的透亮影。股骨头坏死时，软骨下骨小梁断裂，与关节软骨分离，亦可在骨性关节面下出现新月形透明带，也称 "新月征" 或 "半月征"。

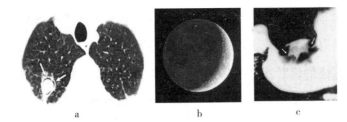

图4-12　半月征

a.肺CT图像，肺空洞内有一球形病变，与洞壁形成新月形透亮影（白箭头所示）；
b.新月照片；c.溃疡型胃癌的钡餐造影图像，显示"半月综合征"（白箭头所示）。

凭什么诊断为乳腺癌？

　　乳腺癌是严重危害女性健康的第一杀手，等到有明显症状才治疗，效果往往无法保证。因此，有计划地进行常规乳腺影像学体检，主要是乳腺超声和X线检查，以早期发现病灶，及时治疗才是良策。

　　比如这位53岁的廖女士，首选B超检查了乳腺，发现右侧乳腺内有个肿块，形态不太规则（图4-13a），彩色血流图发现其血供还比较丰富，考虑有乳腺癌的可能性，但又不敢肯定。所以，当天又加做了乳腺的钼靶X线检查，图像一出来，医生"一锤定音"就下了诊断：乳腺癌！

　　那么，凭什么就能"一锤定音"诊断为乳腺癌？

　　请看X线影像（图4-13b），箭头所指的是右乳内可见一不规则形态肿块影，边缘呈星芒状，其内可见泥沙样钙化，这是典型的恶性形态学表现及"恶性钙化"。见到这种典型的表现，乳腺癌的诊断就可明确，这显示出了乳腺 X 线检查在诊断乳腺癌中的突出优势。当然，前面的超声检查并没有白做，它看到的富血供肿块也起到了重要的补充作用，医生诊断乳腺癌的底气就更足了。

　　凭啥诊断乳腺癌？恶性钙化找出来！

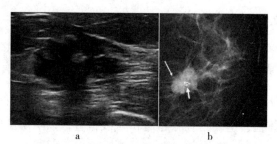

a　　　　　　　　b

图4-13　乳腺癌

　　a.乳腺超声图像，可见乳腺内形态不规则的肿块；b.乳腺钼靶 X 线影像，可见不规则形状的肿块影（细长白箭头所示），边缘呈星芒状，其内可见泥沙样钙化（粗短白箭头所示）。

这么大的乳腺肿块竟是良性的？

　　看病怎么看？在本书前言中说过，不能光看外表，疾病是会"迷惑"人的。

　　其实，乳腺癌在早期往往无症状，也不一定能够摸得到肿块；而往往是一些良性肿瘤或炎性病变对女性的生活影响较大。

比如，好发于青年女性的乳腺纤维腺瘤，可以长成"巨大纤维腺瘤"，与患者性激素水平失衡有关，在青春期发生并迅速增大，部分肿块可占据整个乳房，这确实挺让人担心，会不会是乳腺癌呢？妊娠期或哺乳期的纤维腺瘤也可急剧增大，从而对患者的生活和心理产生不利影响。

26 岁的王小姐就是一个很典型的例子：她因为摸到乳腺内不断增长的大肿块，非常担忧，做了 B 超，又做 X 线检查，还不放心又强烈要求加做了 MRI 检查，医生很肯定地对她说：这是乳腺纤维腺瘤，别担心！

为什么敢这么肯定？医生说，X 线影像（图 4–14a）确实看到左乳外上方有一个大肿块，B 超检查（图 4–14b）看到这个肿块很大甚至超出了探头的可视范围，MRI 增强扫描（图 4–14c）同样看到大肿块，但这几种影像方法均良好显示病变，病灶边界清晰，轮廓规则，结合年龄等临床特征，就能够做出纤维腺瘤的诊断。

另一位张小姐，X 线影像（图 4–14d）见到左乳中央区卵圆形肿块影，边界清晰，并可见明显的蛋壳样"良性钙化"，正是肿块的形态及特征性的钙化，也可以明确纤维腺瘤的诊断。

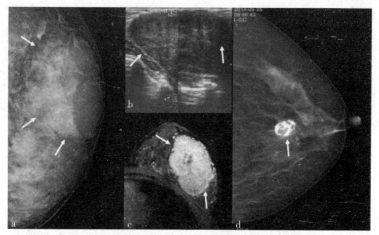

图4-14　乳腺纤维腺瘤

　　a、b、c 为同一患者。a.乳腺钼靶 X 线影像，可见左乳外上方肿块（白箭头所示）；b.B超图像，肿块甚至超出探头可视范围；c.MRI 增强扫描，亦见边界清晰的大肿块。d. 另一患者乳腺钼靶 X 线影像，可见左乳卵圆形肿块影，边界清晰，并可见明显的"蛋壳样良性钙化"（白箭头所示）。

乳腺叶状肿瘤有什么特征？

　　乳腺叶状肿瘤因肿瘤形态多有分叶状外观而得名，好发于40~50 岁妇女，比纤维腺瘤发病高峰年龄大 15 岁，一般无明显症状或有轻度乳房胀痛不适。有短期内肿块迅速生长的病史，可为良性、交界性或恶性，这与纤维腺瘤很少恶变不同。

　　乳腺叶状肿瘤特征的影像表现为"分叶状"的肿块，平均直径 4~5 厘米，良性者边界较清晰，交界性或恶性者，边界则可不清晰。请看这位 55 岁的唐女士，X 线影像（图 4-15a）显示左乳后中央区巨大稍高密度肿块影，呈分叶状，边界欠清；MRI 影像（图 4-15b）同样显示左乳内分叶状肿块，增强后明显强化，边界毛糙不清，似多结节融合。您看是不是像花叶的图案（图 4-15c）呀？该患者的病理结果最终也证实为乳腺交界性叶状肿瘤。

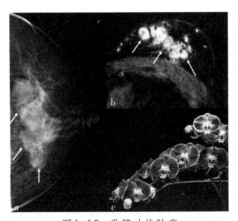

图 4-15　乳腺叶状肿瘤

a. 乳腺钼靶 X 线影像，可见左乳分叶状肿块影（白箭头所示）；b.MRI 影像，显示左乳分叶状肿块明显强化，似多结节融合（白箭头所示）；c. 花叶照片图。

是肝癌？还是血管瘤？

说到重要器官，"心肝脾肺肾"就浮现在脑海，肝排第二位，很重要吧？

肝就像是体内的"化工厂"，胃肠道吸收的营养必须经过肝脏的代谢才能够被人体所利用。责任如此重要，肝脏生病的机会也很多，肝炎、肝硬化、肝癌，等等，亿万人受害！

众所周知，肝癌是危害极大的恶性肿瘤，而且属于常见病范畴，而在肝内还有一种容易被误为肝癌的常见病是"肝血管瘤"。从严格意义上来说，"肝血管瘤"并不是真正的肿瘤，而是血管发育异常所致的一种"变异"。

一个是肝内最常见的恶性肿瘤，一个是最常见的"良性肿瘤"，当肝内发现有"占位性病变"时，到底是肝癌，还是血管瘤，就成为鉴别诊断的首要问题。因为肝癌必须尽快治疗，"除恶务尽"，而血管瘤如果小于 5 厘米且无症状，则可以不必处理，两者的治疗方案天渊之别！

那么，如何确定诊断？应该说，答好这个问题是影像学检查的职责所在。

一般来说，B 超、CT 及 MRI 均可对这两种病进行区分。两者的血供模式存在很大的不同，肝癌是"快进快出"，肝血管瘤则是"快进慢出"，故 CT 的动态增强扫描对它们的鉴别意义更大，不但可以准确"定性"，在"定位"和"定量"诊断方面也能达到很高水平。

有关肝癌的 CT 表现，我也拟了一条顺口溜："肝癌平扫密度低，形态各异不为奇，动态增强确诊易，快进快出证据依。"其实，对于超声造影和 MRI 增强扫描来说，这条顺口溜也可作为参考，只需把"密度低"这几个字稍微改一改即可。

原发癌？还是转移癌？

接着前面的话题，再来谈谈肝癌的问题。

在肝内"土生土长"的肝癌，称为"原发性肝癌"，而其他部位的恶性肿瘤转移到肝，并形成占位性病灶，就叫作"转移性肝癌"，也可称为"继发性肝癌"。

肝脏的原发癌和转移癌在影像学上有不同的表现，对鉴别诊断很有意义。如果说，前述的"快进快出"动态增强特征是诊断原发性肝癌的重要依据，那么，"牛眼征"也堪称继发性肝癌的典型表现。

所谓牛眼征，也是一个形象的比喻，即外形很像牛的眼睛（图4-16c）。转移性肝癌多来自乳腺、胃肠道、肺、卵巢等脏器，大小不定，数目不等。B超显示以多发结节型团块多见，团块中央高回声伴周边低回声环，形如牛眼（图4-16a）。彩色多普勒显示肿瘤内血供表现不一，通常显示少量点线状血流信号或无明显血流信号，较原发性肝癌显示率为低。CT增强扫描也可显示牛眼征（图4-16b），表现为病灶中心为低密度，边缘为环形不规则快速强化（肿瘤来源不同，强化程度不一），最外层密度又低于肝实质，病灶以多发多见，有的可全肝弥漫分布。

转移肝癌数不定，结节显示牛眼征，强化快速呈环状，并非都是多血供。

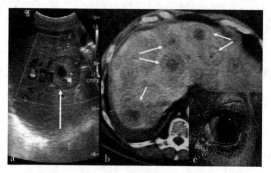

图4-16　转移性肝癌

a.超声影像，可见肝内"牛眼征"（长白箭头所示）；b.CT影像，显示肝内多个牛眼样病灶（白箭头所示）；c.牛眼特写照片。

用不着鉴别的肝囊肿？

50岁的老王去医院体检，在做B超时，一旁的实习医生嘴快："咦，肝脏有个东西！"把老王吓了一跳。超声老师批评实习医生说："瞎说什么？看把人家吓着了！"转身又对老王说："不过就是个小囊肿而已，别紧张！"

老王心有余悸，让医生："一定要好好鉴别一下，可别误了大事呀！"超声老师回答说："囊肿特征明显，肯定错不了，而且像您这样的年龄，有个把肝囊肿是很普遍的，别担心，明年再复查就行。"

　　为了打消老王的顾虑，超声老师又进行了简单的科普宣传，说：肝囊肿是肝脏最常见的囊性病变，有先天发育异常的因素，也有后天肝组织退行性改变的说法。囊肿内含液体，单发或多发，大小不一，小者仅数毫米，大者亦可达20厘米以上。除非囊肿很大压迫邻近器官或合并感染，绝大多数没有症状，多在常规体检中发现。囊肿生长缓慢，也不会恶变，故无须处理。

　　超声老师进一步指着屏幕上的超声影像（图4-17），又说："您看，您肝内这个'东西'表现为圆形的无回声区，囊壁清晰、光整，囊内透声佳，囊肿后方呈回声增强改变，是典型的肝囊肿表现，而且不是很大，放一百个心吧！"有一首顺口溜说得好："肝内最多见囊肿，可大可小类圆形，轮廓光整又清晰，囊内均匀无回声。"老王终于愉快地走了。

　　顺便说一句，CT和MRI对肝囊肿来说，同样能够一目了然看清楚，不难做出诊断和鉴别。肾囊肿也很常见，诊断容易，只是复杂囊肿相对较多，需要认真对待，谨慎鉴别。

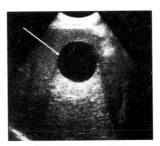

图4-17　肝囊肿超声影像（长白箭头所示）

液平现阶梯，梗阻差不离？

一天晚上，有位30多岁的男患者到医院看急诊，捧着个肚子辗转不宁直叫痛。终于缓了一下，刚向医生诉说完不适，马上又痛得不行，还恶心欲呕。急诊医生拿不定是尿路结石还是肠梗阻，不知要转哪个专科治疗。怎么办呢？先照个片，请影像来说话。

放射科技师为患者照了个站立位的腹部平片（图4-18），可见腹部有多个半圆形或倒"U"字形的密度减低区，下方都呈水平状，高高低低的共同构成了阶梯状的外观。医生一看，心中有数了，说：就是肠梗阻，马上转胃肠外科处理！

什么是肠梗阻呢？它是指肠内容物不能在肠道中顺利通过的病理状态。可由肠道肿瘤、炎症、异物、肠粘连、肠扭转、疝气等多种多样的原因引起，是常见的急腹症之一。临床上常有腹痛、腹胀、恶心、呕吐及肛门停止排气排便等症状。如不及时积极治疗，可导致肠壁血供障碍，继而发生肠坏死、肠穿孔，最终导致死亡。

发生肠梗阻后4~6小时，梗阻上方的肠管就会胀气积液，明显扩张。气体积聚于上，液体聚集于下，站立位时就会形成"气液平面"。多段扩张的肠袢内形成多个气液平面，故

整体就形成了"阶梯状"的气液平面。这就是肠梗阻的典型
X线表现。

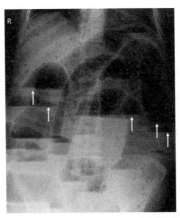

图4-18 肠梗阻阶梯状气液平面(白箭头所示)

好大的咖啡豆!怎么回事?

现代中国人逐渐接受了很多西方生活方式。比如说,早餐
来杯咖啡,整个上午精力充沛;下午再来杯咖啡,以便重振雄
风。常喝咖啡的人会了解有关咖啡的文化,不太喝咖啡的也都
已经清楚知道咖啡豆的外形(图4-19a)。

接下来,为大家介绍一种特殊的咖啡豆,因其个头大而
出名。瞧,在X线投影下,腹部有一颗巨大的咖啡豆(图
4-19b)!很形象吧?

这是怎么"长出来"的呢？这其实是一种特殊的肠梗阻所致的特征性影像。这种特殊的肠梗阻被称为"闭袢性"肠梗阻，它是一段肠管的两端因粘连带压迫或肠袢扭转等原因同时出现梗阻。当近端梗阻点闭塞不完全时，气体可以进入，却不能从远端梗阻点排出，闭袢肠管就会逐渐扩张，肠壁因水肿而增厚且相互靠拢，形成一条致密线状影，呈现咖啡豆的外形，这就称为"咖啡豆征"。假如闭袢肠腔内充满液体而不是气体，就不会出现咖啡豆征，而是表现为软组织密度的肿块，则为"假肿瘤征"，其诊断价值类似于咖啡豆征。

认识了咖啡豆征，就如同认识了阶梯状气液平面一样，诊断肠梗阻的水平又会上一个新的台阶。

都言醇品咖啡香，气水潴留痛断肠。

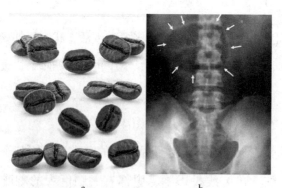

a   b

图4-19 肠梗阻咖啡豆征（白箭头所示）

看到同心圆，意义不一般？

每天回到家，逗一逗您那天使般的萌娃，一定会笑得合不拢嘴，还会禁不住在朋友圈晒一晒。是吧？然而，2岁以内的小娃娃，烦人的事不少，毛病也特多。

这不，隔壁李家的小宝突然就不乖了，一阵一阵地哭闹。年轻的爸爸、妈妈哄不了孩子，想着请长辈"救星"来帮忙。哪知，小宝又出现了呕吐，只得赶紧到医院看急诊。

医生怀疑小宝患了急性肠套叠，让马上做了个腹部B超，还真看到了典型的"同心圆征"（图4-20a）。诊断确立后，立即进行了空气灌肠整复，孩子也就不哭闹了。

那么，什么是肠套叠呢？

肠套叠是指一段肠管套入到与其相连的另一段肠管内，并导致肠内容物通过障碍。从概念的表述中，我们可以看出，肠套叠也是一种特殊的肠梗阻，怪不得孩子哭闹不停，他是真痛呀！肠套叠为婴幼儿常见的急腹症，超声检查发现典型的同心圆征可明确诊断。如果超声未见典型表现，难以定性时，可做CT检查，同样可以发现同心圆征，或称"靶环"征。X线空气灌肠检查对肠套叠的诊断也很有意义，并可立即进行套叠整复，从而起到治疗作用。

另外，有一种脑白质脱髓鞘病变也可出现 "同心圆征"，为 Balo 同心圆硬化（图 4-20b）在颅脑 MRI 影像上的特异性改变。同心圆征只因影像表现类似同心圆（图 4-20c），是形象的比喻；而同心圆硬化与肠套叠的差异太多，不必担心会混淆。

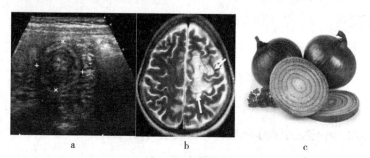

图4-20　同心圆征

a.急性肠套叠超声影像，可见同心圆征（十字星标所示）；b.Balo 同心圆硬化 MRI 影像（白箭头所示）；c.洋葱切面同心圆图案。

好像大大卷，肯定是扭转？

90 后的朋友应该记得，小时候有一种泡泡糖叫 "大大卷"（图 4-21a），当时的广告就像漩涡一样吸引着我们的童心。

漩涡是什么？不用说都知道是什么样的吧？一圈一圈的水波纹，向着一个方向绕中心旋转，也许通到危险的所在。当一段肠管围着一个中心点绕成一圈圈，如同漩涡一般，也可能造成危险的结局。这种情况就叫作 "肠扭转"，如同漩涡一样的表现就叫作 "旋涡征"，其危险就在于它能够引起肠梗阻，且极易造成血运障碍，导致肠坏死和穿孔，是一种必须紧急处理的"急腹症"。

肠扭转时，相应的肠系膜也会发生扭转，腹部CT扫描经常能够发现旋涡征（图4-21b），即肠管及其系膜围绕一个中心结构呈旋涡状排列，非常具有特征性，对明确诊断和及时手术治疗具有重要意义。旋涡征粗看起来有点类似同心圆征，但其实不一样，要注意观察细节哟！

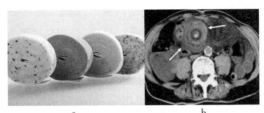

a   b
图4-21　肠扭转旋涡征
a. 泡泡糖照片；b. 腹部CT图像，可见旋涡征（白箭头所示），提示存在肠扭转。

椎间盘真的突出了？

"腰腿痛"是骨科门诊最常见的"主诉"之一，其中以"腰椎间盘突出症"为最常见的病因。

椎间盘是连接上下两块椎骨之间的软组织结构，由髓核、纤维环、软骨板等部分组成。在外界因素如慢性创伤的作用下，逐渐发生退行性改变，椎间盘的纤维环破裂，髓核组织从破裂之处突出，就可能压迫神经根和脊髓产生一系列临床症状。椎间盘突出症以腰 4~5、腰 5~ 骶 1 发病率最高。颈椎椎间盘亦可发生同样的改变，即出现"颈椎间盘突出症"，从而引起"颈肩痛"等症状。

遇上"腰腿痛"或"颈肩痛"，需要回答几个问题：这些症状真的是"椎间盘突出症"引起的？有没有其他疾病可能？突出的程度如何？是否需要手术或介入治疗？还是只需要做做推拿按摩即可？而要回答这些问题，不能只凭"老军医"的临床经验，必须依靠"影像学客观证据"才行。

MRI 能够直接显示椎间盘（参见图 5-6），能够明确地回答"椎间盘是否真的突出了？"，还能区分椎间盘突出症的程度是"膨出""突出"还是"脱出"，清晰显示椎间盘突出物的形态及其与硬膜囊、神经根等周围组织的关系，明确显示是否存在其他病变，从而对治疗方案的选择具有重要意义，对椎间盘的变性程度也能够分辨，是诊断椎间盘突出症准确率最高的影像学检查方法。

CT 检查可较清楚地显示椎间盘突出的部位、大小、形态和神经根、硬脊膜囊受压移位的情况，同时可显示椎板及黄韧带肥厚、小关节增生肥大、椎管及侧隐窝狭窄等情况。在椎骨骨性结构以及椎间盘组织钙化的显示方面，CT 甚至优于 MRI。

X 线平片不能直接看到椎间盘，所以不能做出"椎间盘突出症"的肯定诊断，但可以根据椎间隙不对称变窄、椎体边缘增生和脊柱侧弯等影像进行间接判断，还可发现有无结核、肿瘤等骨病，也是一个比较常用的首选筛查手段，在基层医院更为常用。

骨内丝瓜瓤，从此两难忘？

丝瓜是众人熟知的蔬菜，其清淡甘甜之味，令人喜爱。而有农村经历的人，一定还见过留种的老丝瓜吧？老丝瓜去皮去籽后，剩下的"丝瓜瓤"可是厨房之宝，是耐用而环保的清洁用品，比百洁布好用得多。

没有见过的也不要紧，先给你看一幅图（图4-22a）。老丝瓜的皮已经剥开，看到丝瓜瓤那纵横交错成网状的内部构造了吗？是不是令你过目不忘？

然后，你再看一幅图（图4-22b）。这幅图是肋骨的CT图像，有一根肋骨特别与众不同，是什么病呢？它就是"骨纤维异常增殖症"。你看，这根肋骨膨胀得很粗大，其内正常的骨质被破坏，而代之以粗大的交错骨嵴，是不是很像"丝瓜瓤"，这可是"骨纤维异常增殖症"的特征性表现之一哟！

套用一句流行词："感觉身体被掏空"，骨纤维异常增殖症这"丝瓜瓤"样改变，是不是很形象？你记住了吗？

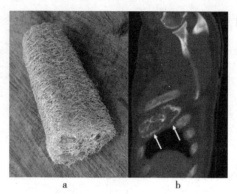

图4-22　骨纤维异常增殖症

a. 老丝瓜剥开后照片；b. 肋骨CT图像，可见丝瓜瓤样影像（白箭头所示）。

脊柱竹节样，宁折不能弯?

"千磨万击还坚劲，任尔东西南北风"，竹子坚韧有节，谦谦君子之风令人景仰不已。

在这里，我要说说一种奇特的病，它竟然可以将人们的脊柱"塑造"成竹子的外观，并且还真能体现"宁折不弯"的"内涵"!

这种病就是"强直性脊柱炎"，病因尚不明确，但与人类白细胞抗原 HLA-B27 有关，属自身免疫性疾病范畴。它以脊柱椎间盘的纤维环及附近结缔组织的纤维化和骨化，进而形成关节强直为病变特点，是一种慢性炎性疾病。大多数强直性脊柱炎最先侵犯骶髂关节，随着病情进展逐渐向上蔓延，当侵犯到脊柱并且累及周围的韧带，形成广泛的骨化和强直时，在 X

线影像上就呈现出竹子（图4-23a）的形象，即"竹节征"。

请看这一幅图（图4-23b），它是强直性脊柱炎累及脊柱的典型影像。你看，患者腰椎的各个椎间盘已经发生钙化，密度明显升高，周围的韧带也钙化、骨化、形成骨桥，将相邻的椎体连成了一个整体，呈现出最有特征的"竹节样脊柱"。你说，这样的脊柱还有可能弯得下来吗？请对比一下正常的腰椎（图4-23c），看出区别来了吗？印象深刻吧？

翠竹挺拔宁折不弯，骶髂关节首当其冲。

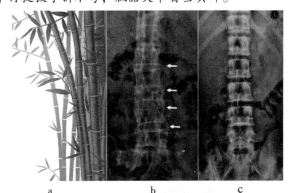

图4-23 强直性脊柱炎

a.竹子照片；b.强直性脊柱炎腰椎X线影像，可见竹节样改变（白箭头所示）；c.正常腰椎X线影像。

看！鸟巢里面有颗蛋！

不知道你小时候有没有爬到树上掏鸟蛋的经历？费了好大劲爬上高高的树，只为看看鸟巢里面有没有蛋。树上有鸟窝，似乎更有灵气；而鸟巢里面有了蛋，也就有了看到小鸟孵出的期盼。

有一些骨病，看起来也很像"带蛋的鸟巢"，就像是树上的鸟巢那样，很容易吸引人们的眼球。发现病变是诊断疾病的第一步，这么有特征的影像表现，对于医生发现疾病可是有很大帮助的哟！

"巢带蛋"征象最常见于嗜酸性肉芽肿（图4-24a），也可见于骨脓肿（图4-24b）、骨样骨瘤（图4-24c）、骨结核、软骨母细胞瘤（图4-24d）等疾病。那么，该如何区别呢？

就像是不同的树吸引不同的鸟，不同的鸟又筑成不同的巢，还会生下不同的蛋。所以，同样是"巢带蛋"的表现，在不同的疾病也会有不同的其他特征，还会有不同的临床表现。所以，系统地分析这些表现和特征，还是能够做出鉴别诊断的。由于篇幅的限制，本书就不一一进行鉴别细节的描述了，请读者朋友们参考其他书籍吧！

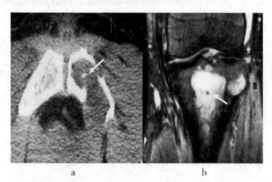

a   b

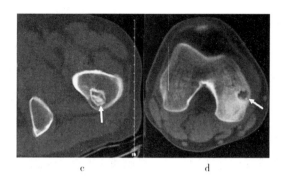

图4-24 "巢带蛋"征象（白箭头所示）

a.耻骨嗜酸性骨芽肿CT影像；b.胫骨上段骨脓肿MRI影像；c.股骨粗隆部骨样骨瘤CT影像；d.股骨髁软骨母细胞瘤CT影像。

看到骨片陷落，诊断肯定没错？

我们先来做个试验玩玩。当然，这本书是印刷版，没办法加视频，我只好通过描述，带着大家想象一下，也可以自己分头做啊！

来吧，我们先准备两个玻璃或陶瓷瓶，一个装水，一个装上泥巴（橡皮泥更卫生，沙子也行）；接着，用小铁锤敲击它们。怎么样？破了没有？没破？那再来一下子！

终于都破了吧？好，看看两个瓶子下面会有什么？装水的瓶子，水漏了一地，瓶底很可能会见到玻璃或陶瓷碎片是吧？那么，装泥巴的呢，碎片掉在外面，或者仍然粘在泥巴上，掉不到瓶底去，对吧？

试验做完了，我再来讲正题，说一说"骨囊肿"。

骨囊肿是一种生长缓慢的良性肿瘤样病变，并非真正的肿瘤，一般没有症状，预后也很好。有学者认为骨囊肿是由于骨内血管末梢阻塞，血液瘀滞所致，但未得到公认。典型的骨囊肿（图 4-25a）表现为膨胀性的囊样透亮影，略呈长椭圆形，长轴与骨干方向一致，皮质变薄，边界清晰，无骨膜反应。

随着骨囊肿的缓慢长大，骨皮质不断膨胀变薄，受到外力后就容易发生骨折。这种骨折，由于存在病理基础，所以称为"病理性骨折"，是骨囊肿最常见的并发症，往往也是因为骨折，才被偶然发现患者长了骨囊肿。由于骨囊肿就像是装着黄色或褐色液体的玻璃瓶，发生病理性骨折后，囊内液体流出，骨折片可向囊腔内的低位陷落，即表现为"骨片陷落征"（图 4-25b）。

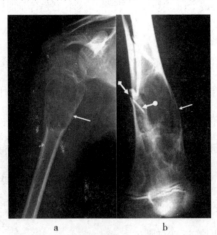

图4-25　骨囊肿

a.肱骨上段骨囊肿 X 线影像（白箭头所示）；b.股骨下段骨囊肿 X 线影像（白箭头所示），并可见病理性骨折（菱尾粗箭头所示）及骨片陷落征（圆尾粗箭头所示）。

"骨片陷落征"是骨囊肿的特异性征象，有助于与其他类似骨病相鉴别。因为其他骨病是实性成分，就像是装泥巴的瓶子，即使有病理性骨折，也不会出现"骨片陷落征"。

凭啥确诊骨囊肿？骨片陷落最典型！

血管堵没堵，一眼看清楚？

在本书第二章中已经说过，血管分为动脉、静脉和毛细血管；动脉起自心脏，不断分支变细，管壁渐渐变薄，最后延续为大量的毛细血管；毛细血管再逐渐汇合成静脉，最后返回心脏；动脉和静脉是输送血液的管道，而毛细血管则是血液与组织进行物质交换的场所。

血管通畅无阻才能实现其正常的功能。然而，血管也会生病，如脉管炎、动脉硬化、血栓形成、糖尿病足等，引起狭窄或堵塞后，功能就会失常。动脉堵了，相应的组织器官就会缺血坏死；静脉堵了，相应区域就会出现瘀血、肿胀。比如脑动脉闭塞就会引起"脑梗"，冠脉闭塞就会引起"心梗"，而四肢的动脉闭塞就有造成"缺胳膊少腿"的可能。

要了解血管堵没堵？堵在哪里？程度如何？能否处理？预后怎样？单凭临床症状是不够的，而影像检查却能明确地回答这些问题。

回答以上问题最有底气的影像检查方法是血管造影，特别是 DSA（参见第一章），"一眼看清楚"没有什么问题。它还有在明确诊断后及时转入治疗，实现诊疗一体化的优势。而作为无创性检查，CT 血管成像的应用价值越来越高，与 DSA 的诊断符合率逐渐接近，基本上能达到"一眼看清楚"的目的。作为简便的初筛手段，超声检查的应用日益普及，回答"血管堵没堵"的问题也很有意义。

老怀不上孩子，是怎么回事？

古语云：不孝有三，无后为大。在传统的中国家庭里，非常看重后代的延续，当婚后多年怀不上孩子，焦虑感就会与日俱增。

怀不上孩子，原因是多方面的，但主要集中于输卵管、卵巢和子宫这些关键的生殖器官上。影像检查能够起到查明原因的重要作用，完全可以回答"到底是怎么回事"的问题。下面，我们来简要梳理一下。

1. 输卵管的因素

输卵管是卵子与男方精子结合的场所，也是受精卵运行的通路。慢性炎症、结核等可导致输卵管狭窄或闭塞，这是

女性不孕最常见的原因。判断输卵管是否通畅，目前仍应
首选子宫输卵管造影（图4-26a），其显影清晰，一目了然。
经阴道三维子宫输卵管超声造影，因无辐射，近年来亦受到
欢迎。

2. 卵巢因素

　　主要是多囊卵巢综合征和巧克力囊肿，超声检查可起关
键作用。多囊卵巢综合征在B超影像上特征很明显（图4-26b），
表现为卵巢包膜下大小相近的小囊呈车轮状排列，总数常超过
10个，直径不超过1毫米，回声较高。巧克力囊肿，即子宫
内膜异位症，子宫内膜到处乱跑，跑到卵巢反复出血而形成。
典型的巧克力囊肿表现为圆形或椭圆形，囊壁毛糙，腔内充满
均匀密集的点状回声。对于卵巢病变，如超声鉴别困难，可加
做MRI检查。

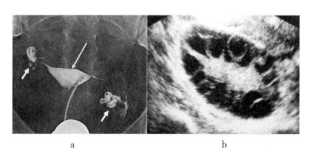

a　　　　　　　　　　b
图4-26　不孕症影像检查
　a.子宫输卵管造影，清晰显示子宫呈倒置的三角形（细长箭头所示），两侧输卵管
扭曲成团，远端阻塞（粗短箭头所示）；b.多囊卵巢综合征B超影像。

3. 子宫因素

宫腔粘连、内膜息肉、黏膜下肌瘤及先天性子宫畸形是导致不孕的常见病因,超声结合 MRI 或子宫输卵管造影,也能得到准确的诊断。

第五章

斟斤酌两看得快

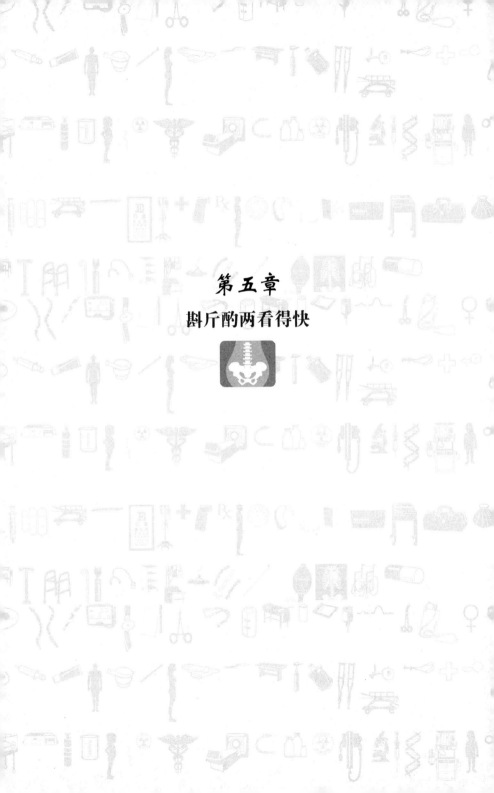

哪种"照妖镜"最好？

既然有这么多的影像检查手段，到底哪个最好呢？

是贵的好？便宜的好？还是最快出结果的最好？恐怕在现实中会有多种答案，莫衷一是。比如，就有患者点名要做一些昂贵的影像学检查，还要"来个全身的"！

我想，统一一下这个"好"的标准是很有必要的。个人意见是，能够又快又准确地得出疾病诊断的检查方法就是最好的。在这个基础之上，能兼顾操作简便和价格低廉就更好了！

那么，有没有可能依照上述标准，对各种影像检查方法进行一个好坏的简单排序，从而可以采取"末位淘汰"机制剔除排序靠后的检查方法？

事实上，的确有些影像检查方法如脑室充气造影、支气管钡胶浆造影等技术，在有了新的更好方法后"惨遭淘汰"。然而，要笼统地通过这种简单的排序来评价目前在国内外广泛应用的各种影像检查方法，则非常困难。因为各种影像检查方法各有优缺点，而临床所见疾病又千差万别，如果情况有变，这种排序也会有相应的改变，不能一概而论。

所以，在这一章里，我们会设定一些场景，分别回答"哪种照妖镜最好"的问题，以便各位读者朋友在遇到类似问题时作为参考依据。

为什么需要"斟斤酌两"？

有人问，既然各种影像检查都有优缺点，那一起检查不就行了！我又不缺钱，有必要"斟斤酌两"进行优选吗？

的确，联合应用多种检查，以便相互间取长补短，这在临床工作中经常用到，在不少情况下甚至是必需的。但是，如果不了解各种检查手段的特点，盲目选择可能会产生不必要的危害。

首先，可能耽误正确诊断的时机。每一种影像检查都需要一定时间，有些检查还需要预约，等候时间长，盲目选择一些不必要的检查，势必会造成时间上的浪费。特别是在病情危重或伤情凶险的情况下，很可能贻误抢救时机，付出生命代价。

其次，浪费有限的卫生资源。盲目选择影像检查，疾病不能确诊，势必还要继续选用其他方法，或者是选用了根本没有必要的昂贵检查方法，造成患者的经济负担加重，也浪费了有限的卫生资源，增加了社会负担。

再次，可能遭受不必要的检查损伤。盲目选择不必要的CT、PET等有辐射的影像检查方法，都可能对人体造成一些危害，特别是对于孕妇和儿童更是如此。

此外，有可能诱发危险状况。如 MRI 检查，其强大的外磁场可以引起体内的铁磁性物质（如留有弹片或植入物）产热、移位造成伤害，或造成体内起搏器等功能失常，甚至可能危及生命。

因此，我们认为，"斟斤酌两"优选影像检查方法，很有必要。

优选影像检查有什么原则可循？

前面说过，能够又快又准确地得出疾病诊断的检查方法就是最好的。在这个基础之上，兼顾操作简便和价格低廉就更好了！

所以，优选的原则可以简单归纳为：快捷、准确、简便、经济。从另一个角度，也可以表述为：先易后难、先简后繁、先廉后贵、避免重复，以对患者最有利为原则。

而要真正践行这些原则，则应该了解各种影像检查方法的适应证、禁忌证和优缺点才行。同时，应该根据临床的初步诊断，有目的地优化选择。必要时可以进一步选用另一种检查方法，以相互印证，便于及时做出准确的诊断。

优选有原则，准确又快捷；若兼廉易简，千金别再换！

有没有简便而具体的优选指引？

"原则"是比较"高大上"的空泛概念，实际应用中的确还需要"接地气"的具体指引才好。

普通的 X 线检查因其操作简便、成像时间短、价格低廉、应用历史最长且技术成熟、整体观和空间分辨力强等优点，是最基本的影像学检查方法。最常用于骨关节、胸部、乳腺、消化道、子宫输卵管等部位或器官的检查。

超声检查也具有简便快捷和价格低廉的优点，在囊、实性肿块鉴别以及血流状况的观察方面也具有优势。所以，对于肝、胆、脾、肾、甲状腺以及肢体血管的动态观察方面，超声检查可作为首选。

CT 检查是断面显像，没有重叠盲区，成像速度快，而且是密度分辨力最高的影像学检查方法，对于诊断复杂部位的骨折、脑出血、胸部、腹部和骨关节的进一步检查等都很适用。

MRI 检查同样是可以多方向断面成像的优秀检查方法，具有非常强的软组织分辨力，还具有多参数成像、功能成像手段丰富等特点，其应用范围越来越广，特别是对于神经系统（脑、脊髓）、腹部、关节内结构和头颈部软组织等病变显示的敏感度和特异度均较高。但由于其成像时间较长、费用较高，对钙化灶、骨骼以及肺部病灶的显示相对较差，强大磁场对体内金属异物的吸引及热效应等，也限制了其应用。

　　核医学显像如SPECT、PET等是功能性成像手段，对肿瘤的早期诊断、良恶性肿瘤鉴别方面很敏感，可用于寻找肿瘤原发和转移灶、判断肿瘤分期及有无复发，能较好地指导和确定肿瘤的治疗方案，并评价各种治疗方法的疗效。对于癫痫灶的准确定位，PET也有较好优势。

　　更具体的优选指引，请看后面章节的介绍。

什么时候首选普通X线检查？

　　所谓普通X线检查，包括透视和X线摄片；然而，很多情况下，透视因图像相对不清晰且辐射相对较大，已经逐渐被X线摄片所取代，所以，目前所说的普通X线检查常常是指X线摄片。

　　X线摄片也被称为"X线平片"。由于它完全是依赖器官组织自然存在的密度和厚度差异来显示影像的，所以，一定是用在自然对比度大的部位。

　　比如说胸部，因为含空气的肺、软组织密度的心脏与高密度的肋骨、椎骨等相互间对比很清晰，而且肺、心也是最常发生病变的部位，所以，胸部平片在临床上非常实用，很多体检以前是首选胸部透视，现在也都改为胸部平片了。当出现发烧、咳嗽、咯痰、呼吸困难、胸闷不适、突发胸痛等，怀疑肺炎、肺结核、肺癌、胸腔积液、气胸、尘肺等，一般都首选胸部平片。

四肢的骨头与周围软组织的自然对比也很好，所以当因摔伤、车祸，摸到骨性肿块，或在骨关节局部出现疼痛，怀疑骨折或骨关节病变时，我们也首选骨关节平片。

腹部在正常情况下自然对比不好，所以不能选择腹部平片来用作体检。但是，如果出现突发上腹部剧烈疼痛，很快遍及全腹；数天未解大便、不放屁，肚子胀痛等，则可首选立位腹部平片检查，以诊断是否有胃肠道穿孔、肠梗阻等。出现腰腹部绞痛并向会阴部放射时，也可选择腹部平片检查以诊断有无泌尿系结石。上述情况，或因有低密度气体的异常积聚，或因有高密度结石的出现，有了良好的自然对比，就可以实现准确而快速简便的诊断了。

此外，当乳房出现肿块、疼痛不适，怀疑有乳腺疾病时，可首选钼靶X线摄片。牙痛不适，怀疑牙齿病变特别是牙根部分的病变，可首选口腔全景X线摄片（图5-1）。

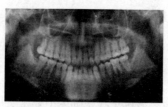

图5-1　口腔全景X线摄片

可清晰显示牙齿及牙槽骨的全景图像

肢体外伤，为什么是首选摄片？

随着汽车事业的迅猛发展，"马路杀手"也越来越多，交通事故每时每刻都在发生；还有诸如体育运动、生产生活事故等，都可能引起肢体损伤。

想想看，当外伤发生在四肢时，我们最关心的是什么？

没错，四肢损伤最需要判断的是有没有骨折，有没有关节脱位，而肢体软组织出现一些瘀血和血肿，相对而言就没有那么重要了。另一方面，由于肢体的长骨和关节在X线片上可以看得很清楚，并且它们与周围软组织界线清晰，结构分明，迄今为止，X线摄片仍是诊断肢体骨折、脱位的"金标准"。

所以，肢体外伤后，我们应该首先想到X线摄片，以快速地得到有无骨折（参见图4-1）及脱位的诊断。

那么，是不是其他的影像学检查在肢体外伤诊断中没有作用呢？

也不是。比如，如果X线片上显示不清，导致难以确诊的情况时，加照一个CT，往往就能够明确诊断，甚至有可能发现X线片发现不了的部分骨皮质甚至于骨小梁的骨折。如果要明确骨折脱位是否影响到关节内的软组织，或者需要判明关节周围的韧带等有无断裂时，单纯X线照片就不够了。这时，就需要加做 MRI 才行。

肢体疑骨折，首要去摄片！

伤到头部，也是首选摄片吗？

可以很明确地告诉大家，头部外伤后首选 X 线摄片是不对的，头部与肢体外伤的情况很不一样。

为什么这么说呢？

我们也不妨来想想看，头部受到暴力重创后，我们除了关心颅骨有无骨折外，是不是更关心有无大脑的损伤？

然而，大脑是被包裹在致密的头颅骨内，普通的 X 线摄片根本无法观察到其是否有损伤。另一方面，头颅骨的结构又非常复杂，完全不像肢体长骨那样容易观察；每一块颅骨的形状都不规则，而且在平片上相互重叠，骨与骨之间的缝隙和血管压迹等也常常会与骨折相混淆。

头部的 X 线摄片用来诊断骨折都不是很靠谱，更别说用来诊断脑组织的损伤了！所以说，头部外伤后不能首选 X 线摄片。

事实上，随着 CT、MRI 等新型影像检查方法的逐渐普及，头部 X 线摄片已有被淘汰的趋势。顺便说一下，超声检查和 X 线透视在头部损伤的诊断中也起不到什么作用，特别是透视，徒增辐射危害，不应选用。

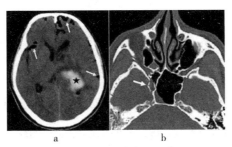

图5-2　头颅外伤CT图像

a.可见脑出血（黑星所示）及脑沟积气（白箭头所示）；b.下方层面，可见蝶骨骨折（粗白箭头所示）。

头部外伤该首选CT还是MRI？

目前，头部外伤后应将CT作为影像学检查的首选。

为什么呢？因为CT具有最好的密度分辨力，不但能非常敏感地判断头颅骨折，而且可以比较清晰地显示脑内的结构。更重要的是，CT对颅内出血或血肿非常敏感，能够比其他影像检查更早发现病灶。

MRI检查虽然比CT更能显示脑组织，但由于它成像时间长，对于需要快速做出诊断的脑出血等急诊是不适宜的，对骨折的判定也不如CT。此外，MRI检查的费用也比CT来得昂贵。

所以，毫无疑问，现阶段还是应该将CT作为头部外伤时的首选影像学检查。

头部损伤莫迟疑，CT扫描可应急！

老人中风，为什么要首选 MRI 检查？

老人中风，绝大多数都是由于脑动脉硬化合并血栓形成，造成了血管的狭窄和闭塞，从而引起脑细胞的缺血、缺氧，继而发生变性坏死。脑细胞因缺血而发生变性坏死的病理状态，称之为"脑梗死"，通常也被俗称为"脑梗"。

大家知道，脑细胞对缺血、缺氧最为敏感。当血管闭塞之后，脑细胞无法得到氧气、葡萄糖的供应，二氧化碳及代谢产物也不能随血液排出，自然会发生一系列的变化，最终走向死亡。

脑细胞的变性坏死也有一个过程，如果能够在脑细胞尚未发生完全坏死之前，得到明确的诊断并实施有效的治疗，将有可能使脑细胞的坏死过程发生逆转。"时间就是脑组织，时间就是生命"，因此，当机立断地选择一种有效的检查方法就显得特别重要。

研究表明，MRI 能够在脑梗 6 小时之内，而且是无须使用对比剂的情况下，敏感地显示脑内病变状况，并且可以通过多参数成像及功能成像手段，敏感地判断正常、缺血及坏死区域，为后续有针对性的治疗提供确切的依据。而 CT 对 6 小时以内的脑梗还不能显示，X 线摄片就更不能显示了。这就是我们将 MRI 列为老人中风时首选的影像学检查方法的原因。

中风影像论首选，磁振当仁不让贤。

不明原因突然头痛，怎么检查？

头痛是临床常见的症状之一，有统计显示 85% 的人一年之内最少会遇上一次头痛，38% 的成年人两周内会有一次头痛困扰。

如果头痛是由外伤引起的，应该首选 CT 检查，以迅速地确定有无骨折及颅内出血，这在前面的问题中分析过。然而，在没有外伤的情况下，突然出现头痛，要明确病因就比较复杂了。

因为，头痛的原因实在是太多了，炎症、缺氧、出血、肿瘤、寄生虫以及各种神经、精神因素均可引起，涉及内、外、神经、精神、五官等各科疾病。

那怎么办？我们肯定不能束手无策，还是可以梳理一下思路，找找方法。

1. 如果只是一过性头痛，也没有什么其他表现，很可能只是压力太大、休息不好等原因引起的，休息休息就好了，就不必做影像学检查。

2. 如果突然头痛欲裂，有明确的时间点，伴有呕吐、面色苍白、冷汗，甚至是有脑膜刺激征或晕厥等表现，很可能是由于高血压、颅内动脉瘤、血管畸形等原因造成颅内出血，则应该首选头颅 CT 检查以便迅速诊断。后续还可插管行 DSA 血管造影检查进一步确诊，并实施急诊治疗。

3. 如果头痛伴有神经定位症状，考虑肿瘤或鉴别其他原因，则首选 MRI 检查，利用其对脑内正常结构和病理组织的良好分辨力，来达到诊断目的。

咳嗽、胸痛，该先做什么检查？

咳嗽、胸痛，大家肯定会想到要查一查是不是肺部有问题，是吧？

肺是胸部病变最常发生的部位，因其含有大量气体，与周围的其他器官及组织如纵隔、心脏、胸壁软组织及骨骼均能形成清晰的自然对比，一旦肺内出现病变，这种对比也将发生变化，胸部透视即能比较容易地发现病变。

那是不是说，咳嗽、胸痛的首选检查就是胸部透视了？

这个答案，如果放在几年前，是对的。但是，近年来，随着对辐射防护的高度重视，以及出于观察病变细节的考虑，这个答案已经不对了。也就是说，要知道咳嗽、胸痛是什么病引起的，首选的影像学检查已经不是透视，而是胸部 X 线摄片（简称胸片）（图 5-3），透视已经降级为摄片的补充手段了。

由于胸片的平面图像难免出现前后重叠、遮盖病变的缺陷，胸部 CT 检查的优势越来越得到公认。而且，CT 发现早期或轻微病变的能力远较胸片为高，只是其辐射量比胸片大，在选用上还是有些顾虑。随着低剂量技术的不断进步，似乎可以预期，CT 有望在不久的将来取代胸片成为胸部病变的首选检查方法。

由于超声波在空气中传播衰减极强，超声检查对于肺部病变的显示效果差。MRI 检查在肺部的应用效果也远远不如 CT。所以，怀疑肺部疾病，不宜优先选择超声或 MRI 检查。

怀疑肺有病，照片可先行。

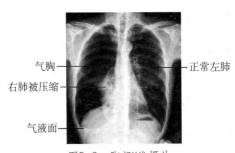

图5-3　胸部X线摄片
可明确诊断右侧液气胸

气胸 —
右肺被压缩 —
气液面 —
— 正常左肺

怀疑冠心病，如何选择检查方法？

"冠心病"是冠状动脉粥样硬化性心脏病的简称。鉴于冠心病的高发病率，相信列位都听过这个病名，而且很可能耳熟能详了。所以，听到这个问题，自然就有人说了：怀疑冠心病，当然是先做心电图检查了！

的确，这没有错。不过，我们这本书主要是讨论如何选择影像学检查方法；而且，心电图对于冠心病的诊断，只是"间接"的推测性证据，并不能"直接"看到冠状动脉是不是真的硬化、闭塞了，更不能清楚地表明是哪条动脉狭窄或闭塞了，而对其狭窄或闭塞的程度、范围，后续如何指导治疗更是无能为力。

那怎么办？当然是做影像学检查！

目前，"冠状动脉造影检查"已经成为一项成熟的影像诊断技术，是冠心病诊断公认的"金标准"。它能以清晰而直观的图像形式，直接看到冠状动脉狭窄是否存在，以及狭窄的程度和范围。它还可同期进行左心室造影，以确定左室收缩功能和有无室壁瘤。此外，它还能准确评估后续治疗的可行性，并立即转入治疗程序，即经造影通路直接进行溶栓、取栓或植入合适的支架，快速恢复冠状动脉的通畅。如果患者情况紧急，高度怀疑冠心病并有心肌梗死可能，则应该开通"绿色通道"，立即进行冠状动脉造影检查和治疗操作，将患者从濒死状态中挽救回来。当然，冠状动脉造影属于微创性操作，且需要医生有必要的资质，在没有相关资质的医院难以实施。

　　"CT冠状动脉成像"或简称为"冠脉CT"，也是冠心病诊断的好方法，准确率可达98%以上。相对于冠状动脉造影，它具有简单无创、费用较低的优势，装配有64排以上高端CT的医疗单位在门诊就可以开展。所以，如果患者并非处于紧急状态，只是有时出现心绞痛或心功能受损的症状，则可以首选冠脉CT检查，明确诊断后再制订最佳的治疗方案，从容地接受最适宜的治疗。

　　其他的影像检查方法如心脏彩超、超声心动图及核医学心肌显像等，在判断室壁和瓣膜活动、心肌活性等方面有作用，可以根据具体情况配合选用，但因不能直接显示冠状动脉，而难以成为冠心病诊断的首选检查方式。

　　冠心要分缓与急，急做造影缓CT。

先心、风心，也是这样选择吗？

　　病情不同，情况有了变化，就不能简单套用了！

　　所谓先心，或称"先心病"，是"先天性心脏病"的简称。而风心，则是"风湿性心脏病"的简称。先心或风心都是缓慢发展的疾病，绝少发生像冠心病急性心肌梗死那样需要紧急处理的情况，所以，有创伤性的插管造影方法就不太可能成为首选检查方法。而且，先心或风心并不是冠状动脉病变引起的，故根本就没有必要进行冠状动脉造影检查。

那么，哪种检查方法可以成为首选？目前来说，应该是超声。

超声检查不仅能实时地显示心脏瓣膜的形态、附着位置、增厚程度以及关闭活动状况，还能观察血流动力学变化，各房室大小及心脏功能，在诊断风湿性心瓣膜病、先天性心脏病、心肌病、心包病变、心腔内良、恶性肿瘤等方面均有一定的优势。同时，它操作简便且价廉，医患双方都乐于选用。

高端的螺旋 CT 配合心电门控技术的应用，快速采集信息并进行三维成像，其空间分辨力和整体直观显示远较超声为优越，在先心或风心的诊断中可作为超声检查的有效补充。

利用介入的方法，插管进行左心、右心造影检查在先心病的诊断中也有其突出的优势，可以明确诊断，并进行最精确的测量。但由于有创伤，并不适用于单纯的诊断，其多在经其他检查确立诊断后，用于进行微创治疗前进行最后的确诊和准确评估，并随即转入治疗操作。

目前，X 线平片检查仍是心脏检查最基本的方法（参见图 2-2），能够很好地显示由心脏疾病引起的肺循环改变，也能够显示心脏、大血管的轮廓、形态，心脏瓣膜以及动脉壁上的钙化，对心脏疾病可以做出初步判断，但局限性很大。MRI 对心脏、大血管的解剖及功能状态的研究正在逐渐增多，但临床应用相对较少，今后有可能扮演更为重要的角色。

先心风心重超声，有创检查宜缓行。

如何发现乳腺内病变？

众所周知，乳腺癌是女性健康的第一杀手。指导女性进行乳房自查，曾经风靡一时。然而，最新的研究表明，乳房自查并不能减低乳腺癌的风险，定期到正规医院进行乳房体检才能为乳房保驾护航。

目前，最常用也是最有效的乳腺癌筛查手段是 X 线检查（参见图 2-9），其临床可靠性已经被证实，并被纳入临床指南，得到广泛的认同。

除了 X 线检查，B 超和 MRI 检查也在临床广泛应用。B 超与乳腺 X 线检查可起到良好的互补作用。因青年女性腺体致密，B 超可作为首选检查方法，X 线片检查作为补充；而中老年女性因腺体萎缩，X 线检查应作为首选，B 超可作为补充。MRI 则多用于可疑病例的补充检查和高危人群的筛查。

为了提高对乳腺检查手段的认识，消除患者的内心疑虑，增加其依从性，我们分析了常用的影像学检查方法的优势和不足（表 1），以供参考。

表1 乳腺 X 线、B 超、MRI 检查的优势及不足

检查方法	优势	不足
X线	能检出早期乳腺癌钙化	有X线辐射；有腺体遮挡，对部分病变显示不全面
B超	无辐射，可重复检查；对致密型腺体内病变显示良好，可增加血流提高病变鉴别能力	对乳腺内钙化及脂肪型腺体显示欠佳
MRI	全面显示病灶，定位定性准确	对乳腺内钙化显示欠佳

急性腹痛，如何优选检查方法？

与头痛一样，腹痛也是临床常见症状，有几个人从来没有过"肚子痛"的体验呢？

腹部的组织器官很多，涉及消化、泌尿、生殖等多个系统。所以，腹痛的原因也是多种多样的，一概而论有点困难。后续的一些问题中，我还会分别做些解答。

总的说来，针对急性腹痛，如果原因不明，以 CT 检查作为首选比较适宜。

为什么这么说呢？

因为CT扫描速度快，分辨力强，无论是对于胃肠道穿孔、出血或扭转梗阻，胆道或是尿路的结石，肝、脾或肾脏的破裂，肠系膜血管的血栓性闭塞，腹主动脉瘤破裂（图5-4）或夹层，阑尾或憩室的炎症，还是腹腔或腹膜后的肿瘤等，都能够得到比较清晰的细节显示，诊断价值都比较高。

而相对而言，其他的影像学检查在鉴别腹痛的原因方面，只是各有特长，都还没有 CT 这么全面。需要说明的是，CT 检查最好是能够平扫增强一起做，还需要做多平面重建，才能获得必要的信息。单纯轴位 CT 平扫，有些病变无法清楚显示。

当然，如果根据临床表现和病史等资料，诊断范围相对明确，则不一定首选 CT，可以根据具体分析进一步优选更适宜的方法，从而提升诊断效率、降低检查费用。大家可参考后续章节中问题的解答，来获取更精准的指引。

急性腹痛难辨因，CT 增强免劳神。

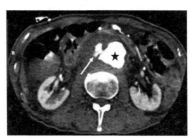

图5-4 腹部CT增强扫描
可见腹主动脉瘤（黑星所示），并有破裂出血（白箭头所示）。

考虑尿路结石，应该做什么检查？

所谓尿路，是指尿液在体内的排泄通路。尿路结石是泌尿系统最常见的病变，常常引起腰痛和尿血，典型的疼痛是所谓的"肾绞痛"，表现为突然发作的腰腹部剧烈疼痛，并向会阴部及大腿内侧放射。

如果出现上述的典型症状，自然就要考虑尿路结石了。然而，并不是症状越重的，结石就越大，治疗就越困难；结石的形状、位置以及对肾功能的影响，也不是单靠症状就能确定的。因此，为了制订适宜的治疗方案，有必要选择影像学检查来明确诊断。

由于绝大多数尿路结石含钙多，密度较高，是所谓的"阳性结石"，在普通的 X 线平片上就能得到比较清晰的显示。因此，疑诊尿路结石，先拍一张腹部的 X 线平片，是值得推荐的。

部分含钙较低的"阴性结石"，X 线平片检查可能会漏诊。在这种情况下，可以选择静脉肾盂造影（简称 IVP）做进一步的检查。在对比剂的衬托下，阴性结石即能得到显示。除此之外，IVP 检查还能显示尿路肿瘤等造成的充盈缺损影像，能够清晰而明确地显示尿路梗阻所致的尿路积水，能够显示尿路的先天性发育异常如肾输尿管重复畸形等。并且，能够根据显影的情况判断肾脏的功能，以利制订治疗方案，更是 IVP 的一大好处。

如果只用于判断肾脏有无结石，B 超检查可作为首选（参见第一章）。它对肾结石相当敏感，对肾积水、肾囊肿以及肾肿瘤等病变的显示更是 X 线平片检查所不能比拟的。超声检查对输尿管结石显示较差，对膀胱的检查则要求有适度的充盈作为检查的前提，否则不利于病变的显示。

CT 和 MRI 一般不宜作为尿路结石的首选检查方法，但如需要与肿瘤等病变鉴别，则 CT 或 MRI 检查就有相当的优势了。

尿路结石密度高，先照平片瞧一瞧。

胆结石能像尿路结石那样选择影像检查吗？

胆结石与尿路结石一样，也是一种临床常见疾病，又称为"胆石症"，包括胆囊结石和胆管结石。要确定胆结石的诊断，同样离不开影像学检查。

我们知道了尿路结石的影像学检查选择原则后，是不是可以套用到胆结石上来呢？

答案是：不能！

其原因就是，胆结石并不像尿路结石那样以"阳性结石"为主，而是大多数都为腹部 X 线平片所无法看到的"阴性结石"，所以首选腹部平片就不正确了。

而超声检查在胆结石的诊断中却有较高的敏感性，结石多表现为高回声及后方声影，特异性也比较高。因此，超声检查可以作为胆结石的首选影像学检查。结合内镜技术的腔内超声，诊断的敏感性和特异性还可以得到进一步的提高。

CT 对于胆结石的诊断，与超声相比并没有太大的优势，所以不作为首选，但如果需要排除肿瘤性病变，则 CT 检查的优势就可以突显出来。

内镜下逆行胆胰管造影（ERCP）与经皮肝穿刺胆道造影（PTC）对于胆结石及其引起的胆道扩张显示清晰，但因操作繁杂或有创，一般不作为诊断的首选。但它们有利于后续的治疗性操作（介入治疗，参见第六章），这又是前述方法所不具备的优势了。

磁共振胆胰管造影（MRCP）对胆结石及其所引起的胆管扩张、狭窄的诊断可起到类似 ERCP 的作用，且为非侵入性检查，是一个有前途的方法，值得推广。

胆石密度低，超声摆第一。

肝胆疾病有什么总的优选原则吗？

与前一个问题的答案相似，可以比较肯定地回答：肝胆疾病的诊断可以首选超声！

肝脏是腹部最重要的实质性器官，超声检查能清晰地显示其形状、大小、轮廓以及与周围器官的相邻关系，肝内血管及病灶内的血供也能得到比较清楚的显示。超声检查亦可显示胆囊壁的结构与胆囊内的胆汁，如有结石或息肉等病变，也都能得到清晰的显示。

当然，超声图像相对粗糙，并不能解决肝、胆所有病变的诊断问题；操作者的技术水平和认真程度对正确诊断的影响很大，难以避免漏、误诊的发生。

如果经超声检查发现病变，但又不能确诊，或者临床上高度怀疑有病变而超声检查又未能发现病灶，那又该怎么办呢？一般来说，接下来应该选择 CT 检查，其他的影像学检查方法如 MRI 及造影检查等可以作为补充。

例如，CT 对脂肪组织的检出很敏感，是显示脂肪肝特别是局灶性脂肪肝最敏感的检查方法（参见图 2-5），在脂肪肝的诊断和鉴别、治疗后随访中发挥着重要作用。MRI 对肝血色素沉着症有特异性诊断价值，明显优于 CT 和 B 超，并容易与酒精性肝硬化鉴别。MRI 对肝血管瘤的检出和定性优于 CT 和 B 超。对于肝癌的定性诊断，CT 优于超声，MRI 又略优于CT。鉴别梗阻性黄疸时，可将 CT 作为首选，经皮肝穿胆道造影（PTC）以及经内镜逆行胰胆管造影（ERCP）更为敏感和准确，但只用于 B 超和 CT 检查结果均不满意或需要介入治疗的情况下。

怀疑胃肠道穿孔怎么办？

同样处于腹部，胃肠道的影像学检查却又不宜采用 B 超检查了。

胃肠道是空腔管状消化器官，上、下端与外界相通，中间容纳着食物、粪便等不同性质的固体、液体及气体成分。当胃肠道因溃疡、炎症或其他原因而发生穿孔时，管腔内的这些内容物就会"跑"到管腔外，液体或固体会流注到下腹部和盆腔，轻的气体成分则会向上积聚到腹部的最上部，即膈肌下方。因液体或固体内容物与周围软组织对比较差而不容易被发现，空气则比较容易被发现。

所以，怀疑胃肠道穿孔时，主要的关注点在于能否发现管腔外的气体积聚。换句话说，如果在胃肠道的腔外发现有气体影像，最近又没有做过手术，那基本上就可以肯定胃肠道已经有穿孔了。

我们知道，迄今为止，超声和 MRI 对气体的观察是弱项，将它们用于诊断胃肠道穿孔不太合适。那么，应该如何选择影像学检查呢？

可以说，目前，X 线检查仍是胃肠道影像检查的首选，在怀疑胃肠道穿孔时更是如此。

腹部透视简单便捷，结合腹部平片对胃肠道穿孔的诊断很有意义（参见第一章）。必须指出的是，无论是透视，还是 X 线摄片，一定要让患者站起来，实在站不了，也要坐着。只有这样，腹部最高的位置才是膈下，才会容易看到积聚的气体影。

那又有人问了，要是患者太虚弱，站又站不起，坐也坐不稳，那怎么办呢？

其实也并不是完全没有办法，只是相对麻烦些。这时可以摄"水平侧位"片，即病人侧卧，再将X线球管调成水平方向摄片，有可能看到气体在腹部高的那一侧积聚。另外，也可以做CT检查（参见图2-7），有可能在肝脏前、肠系膜间或肾旁前间隙内见到少量气体影，从而确定诊断。

强调一下，怀疑胃肠道穿孔时，不能随便做"钡餐"或"钡灌肠"造影检查，否则钡剂会通过穿孔进入腹腔，成为难以清除的"异物"。如果一定要通过造影来诊断穿孔，可以采用容易吸收的含碘对比剂。

怀疑胃肠穿了孔，站着照片别怕疼！

孕妇和幼儿怎样优选影像检查方法？

众所周知，X射线、γ射线等电离辐射都可能对人体造成损伤，婴幼儿比成人更易遭受射线的危害，胎儿尤其如此。所以，在涉及孕妇和婴幼儿的影像学检查之前，应该更严格地研究检查的必要性，尽量避免使用X线、CT和核素显像等具有电离辐射的检查方法。

当然，婴幼儿或孕妇也会生病，也需要判断身体健康状况等情况，因而也就不可避免地要接受相关的影像学检查。那么，我们应该怎样去选择呢？

我们知道，超声和 MRI 检查都属于没有电离辐射的无创性检查，而超声检查由于简便价廉，受到更广泛的欢迎。因此，一般来说，孕妇和幼儿的影像学检查应首选 B 超检查。在超声检查无法诊断的情况下，就要考虑选用 MRI 检查。

不过，话又得说回来，利弊权衡，取利大弊小者。毕竟各种影像检查方法各有优缺点，而随着设备的更新和防护措施的完善，X 线、CT 和核素检查的危害也在不断降低，并未列为孕妇及婴幼儿检查的禁忌，只是仍应谨慎，如无特殊的必要，还是不用为好。

宜将辐射远妇婴，磁振之前选超声。

肚子里的孩子发育得怎么样？

十年修得同船渡，百年修得共枕眠，肚子里有了爱情结晶怎么能不重视呢？准爸准妈们兴奋激动之际，七大姑八大姨都会涌过来，提出各种靠谱或不靠谱的"指导"或建议，又让准爸准妈们彷徨不安。

是啊，孩子怎么样？这不正是准父母们最关心的事么？

这个问题的答案，就是要做好"孕期检查"。孕期检查除了妇产专科体检及化验检查外，影像学检查已经占据越来越重要的地位，其中超声检查尤为重要。也就是说，孕期的影像学检查方法，以超声检查为首选。

孕期的超声检查目的可分为 5 期来阐述：

1. 停经期（4~8 周）：超声可准确地检测到孕囊位置，判断是否有宫外孕，还可观察胚胎大小来判断孕周。

2. 早孕期筛查（11~13+6 周）：从这期开始都要重点筛查胎儿畸形，如无脑儿、脐膨出、腹裂、肢体残缺等。这个时候不要忘记请超声医生为宝宝拍个全身照（图 5-5a）哟！

3. 中孕期筛查（18~24 周）：这一期是检出胎儿畸形概率最高的时期，可以分辨出五官和性别，可以向医生索要宝宝的三维五官图（图 5-5b），以满足准妈准爸们激动的心情。

4. 晚孕期筛查（28~32 周）：除继续做胎儿畸形筛查外，可对胎儿做生长发育的评估。

5. 产前超声评估（足月、出生前）：最后的胎儿畸形筛查，但这时胎儿畸形检出率反而不高；另一个主要目的是确定胎位，评估生长发育指标，以指导产式的选择。

除了超声检查外，孕期的胎儿评估还有 MRI 可以选择，可作为超声检查的良好补充，特别是在判断前置胎盘、胎盘植入等方面有很大的价值。

肚里孩子怎么样？孕期超声可测量。

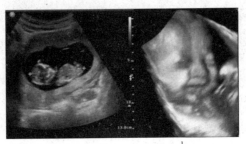

a   b

图5-5 宫内胎儿超声影像

a.孕13周宫内胎儿；b.孕24周宫内胎儿三维五官图

老是腰痛，怎样选择检查方法？

作为本书的读者，从来没有感觉到"腰痛"的，恐怕也不多吧？

出现腰痛，大多只是腰部在表达"我累了"而已，并不需要做影像学检查。但是，如果腰痛成为"常态"，或者越来越严重，影响到工作、生活，甚至是痛得睡不好觉，那就应该进行影像学检查了。要知道，能够引起腰痛的疾病可不少，完全忽视可不行！

那么，腰痛患者该如何选择影像检查方法呢？一般来说，我们可以从 X 线摄片、CT 及 MRI 这三种常用的影像学检查中进行合理选择。

通常情况下，简便价廉的 X 线摄片是"腰痛"的首选影像学检查方法，尤其是在基层医院，更是如此。常规是拍摄仰卧位的腰椎正、侧位片，如果需要观察负重状态下腰椎的情况，则需要得到患者的配合，采取站立位拍片。X线摄片能直接观察腰椎的骨性结构，判断其是否有发育变异、骨质增生、骨折、滑脱、结核、肿瘤等病变。但X线摄片难以观察到脊髓、椎间盘等软组织的改变，只能通过继发的骨性变化来进行推测。

CT常常作为X线摄片的补充。除了能清晰地显示骨性结构之外，也可观察到脊髓、椎间盘等非骨性结构的变化，判断椎管内有无占位性病变。

MRI检查能够很好地显示脊髓、椎间盘及其周围软组织情况。如果根据临床表现，高度怀疑是椎间盘突出（图5-6）或椎管内肿瘤，则应将MRI检查列为首选。但MRI对骨性结构的分辨较CT为差，需要注意。

腰疼照片宜先行，CT核磁作补充。

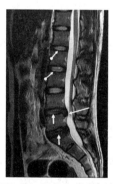

图5-6　腰椎矢状位MRI

可见椎间盘变性（粗短箭头所示）并突出（细长箭头所示），上方椎间盘显示正常（圆尾箭头所示）。

腿脚冰凉且疼痛，如何优选检查？

为什么会腿脚冰凉？有人说，这是"阳气不足"，按现代医学的观点则是下肢动脉供血不足所致。当动脉血管发生狭窄或闭塞，血流灌注不足，腿脚就会出现冰凉的感觉；如果继续发展，就会出现疼痛，这就到了严重的缺血、缺氧阶段；再不处理，下肢就会坏疽，最终需要截肢。

怀疑动脉狭窄或闭塞，一般可将超声作为首选的筛查手段。如果发现有问题，则通常需要加做 CT 血管成像，它能获得较为清晰的三维血管影像，对下肢血管病变的部位、范围和程度做全面的评估，对后续治疗有很大的指导价值。

如果患者原有动脉硬化等诊断资料，而此次症状严重且发展迅速，则可在基本的临床检查后，直接首选动脉插管的"介入诊疗"方式（参见第六章）。通过介入插管进行的下肢动脉造影，是诊断下肢动脉狭窄或闭塞的"金标准"。诊断明确后，利用插入病变血管内的导管等器材，可以立即进行溶栓、机械再通、球囊扩张成形、支架植入等手段解除动脉血管的狭窄或闭塞，迅速恢复正常的血供。

简言之，对于"腿脚冰凉且疼痛，如何优选检查？"这个问题，是要看情况的。急的直接首选介入"动脉造影"，但因介入插管存在创伤等风险，对于症状较轻微，仅仅只是疑诊为血管病变的患者，还是应该先选超声或 CT 血管成像，从容地制订完善的治疗方案，以便取得更好的疗效。

一条腿突然肿了，应该先做什么检查？

腿肿很常见，原因也很多。比如心、肝、肾有病，都可引起腿肿，但通常是"两条腿"一起肿，有些还会伴有颜面或全身的水肿。

然而，如果只是"一条腿"突然肿了，往往都是"这一条腿"的静脉回流出现了问题。也就是说，是静脉内的血液凝固形成血栓，并将其阻塞了，是局部原因引起的。

一般来说，通过足背静脉注入对比剂，进行顺行性的静脉造影能够较好地显示下肢静脉的影像，既简便又安全。但静脉造影其实常常难以显示血管的全貌，如肢端肿胀明显，要进行静脉穿刺造影也不容易。

当然，通过介入放射学手段（参见第六章），进行静脉插管造影，不但可以达到清晰显示静脉的诊断目的，同时还可进行溶栓、取栓、血管成形等治疗操作。不过，介入插管造影费用高、有一定风险，对静脉的显示也存在盲区，其实并不宜作为疑诊静脉阻塞的首选方法。

那么，要证实静脉回流障碍，究竟应该首选哪种影像学检查方法呢？

答案就是超声检查。它是简便、经济而又无创的影像学检查方法，没有病例选择的禁忌，能敏感地显示血流，且可用不同的颜色表示血液的流动方向，还能通过加压形变等信息判断管壁状况以及管内的血栓性质，因而可以比较好地诊断静脉血管的阻塞以及侧支循环的建立情况，为下一步的治疗提供比较准确的参考信息。

突然肿了一条腿，先做超声不后悔。

腿肿患者又突然胸痛、气急，怎么办？

遇到这样的患者，有经验的医生很快就会想到，患者很可能是由于下肢静脉内的血栓脱落，随着血流进入了肺动脉内，并发了"肺栓塞"。

所谓肺栓塞，也称为"肺动脉栓塞"，是指肺动脉被血块等栓子阻塞所形成的一种病理状态。肺栓塞可引起肺组织的缺血坏死，即"肺梗死"，更严重的是，它能够造成肺无法进行气体交换，从而危及生命。因此，肺栓塞属于需要紧急干预的急症。

那么，如何快速地诊断出有无肺栓塞呢？

应该说，CT 增强扫描可当大任。它扫描速度快、图像清晰、几乎无创，能清楚地显示肺动脉栓塞的部位、形态和范围（图 5-7a），还能得到肺血流灌注信息以及肺血管的走行、分布情况，从而对治疗方案的选择和疗效评价提供可靠的影像学证据。

如果患者症状严重，诊断指向又比较明确，必须实施紧急的介入治疗（参见第六章），则可跳过 CT 评估，立即插管行"肺动脉造影"。通过外周的静脉通路，插管至肺动脉，进行血管造影，可以清晰、直观地显示肺动脉的阻塞部位和范围（图 5-7b），是诊断肺栓塞的"金标准"。更为可贵的是，在明确诊断之后，一分钟也不用耽误，立即转入治疗步骤：碎栓、取栓或溶栓，迅速打通血流通道，将挽救生命于危难之中。

腿肿患者胸痛急，挽救生命放第一。

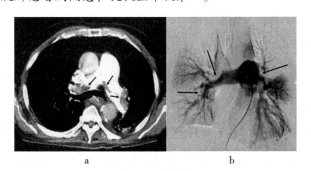

a　　　　　　　　　b

图5-7　肺栓塞

a.CT 图像，可见肺动脉内血栓（黑箭头所示）；b.DSA 图像，肺动脉多处充盈缺损影（长黑箭头所示）。

判断肿瘤是否有转移，什么方法最敏感？

众所周知，恶性肿瘤对人的生命健康构成了很大的威胁，而其之所以被称为"恶性"，就在于其容易发生转移，形成广泛的扩散。恶性肿瘤一旦发生了转移，就被称为是"晚期"了，将直接影响治疗方案的制订。如果肿瘤已经发生转移，但又没有发现，对治疗方法的选择、疗效和预后也会产生很大的影响。

那么，有什么方法能够敏感地发现恶性肿瘤的转移病灶呢？

在本书的第一章中，我们就已经提到，核医学显像（SPECT、PET）的首要优势，就是具有很好的"敏感性"，即能够早期诊断疾病。由于核素显像是功能性影像，而病变的功能性变化往往总是早于形态学变化。因此，要早期发现恶性肿瘤的转移病灶，核素显像检查（图5-8）应该作为首选。

另外，核医学显像可以根据显像目的，选用能在特定病变组织内聚集的显像剂，在很好的"敏感性"之外，又可获得很高的"特异性"。有研究表明，使用亲骨性的显像剂，可比X线平片提前3~6个月发现骨内的肿瘤转移灶。而到了X线平片、CT或MRI等形态学影像也能发现转移灶的阶段，核素显像则能够发现更多的新病灶。

在核医学显像之后，MRI检查对于肿瘤转移病灶的诊断，又比 CT、X 线平片或超声检查更为敏感。

谁看转移最敏感？核素显像在头版！

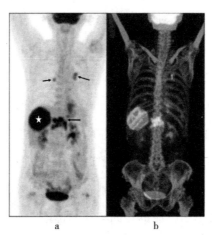

a　　　　　　b
图5-8　PET/CT评估肿瘤转移

a.PET 图像，可敏感地发现原发肿瘤（白星所示）及多处转移病灶（黑箭头所示）；
b.PET/CT 三维融合图像，有助于病灶的解剖定位。

只做一种检查！不要重复好吗？

这一章，我们用了较大篇幅，从具体情况出发，分析了各种影像学检查的优选思路，目的就是想提升检查的效率，杜绝不必要的重复检查。

但是，真的有哪种检查可以明确所有情况，取得独一无二的霸主地位吗？

很不幸，并没有！以早期肝癌为例，如何明确其诊断呢？

首先，这时的患者并没有症状和体征，只能通过影像学检查来发现。对于肝的病变，首选的影像学检查是简便价廉的 B 超，是吧？然而，对于肝癌发病的高危人群（如有肝炎病史者），如果仅仅以 B 超检查没有发现肝癌病灶，就能否认肝癌病灶的存在吗？

研究表明，对于早期肝癌，超声检查漏诊和误诊的可能性比较大。因此，对于肝癌的高危人群，特别是在血液化验提示有异常的情况下，应该结合 CT、MRI 来进一步检查，必要时，联合应用 DSA 血管造影，更有助于发现微小的病灶。

也许有人会问，如果我们一早就选用 CT、MRI 或血管造影，会不会比 B 超检查更能早期发现肝癌病灶，从而提高诊断效率呢？

其实不然。不少研究报告表明，联合应用两种或两种以上的检查方法，诊断的错漏率将明显降低。因此，无论你首先采用了哪一种检查手段，当检查结果不能解释你的疑虑时，不妨结合另一种检查方法，也许就会有新的重要发现。

总之，优选影像学检查方法，其中的学问不小。急诊者以"快"为先，非急诊者当以"准"为上。既要看得快，又要看得准，必要的联合检查还是很有必要的，这与不必要的"重复检查"存在着本质的区别。

优选之后需互补，联合并非是重复。

第六章

照妖镜下病魔消

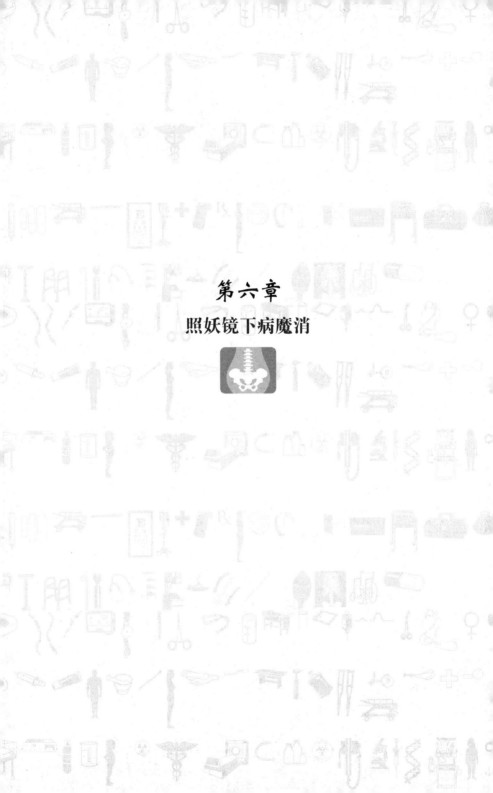

病灶就在那，怎么消灭它？

看过前面的章节，大家一定会问：经过影像学检查，病灶已经很清楚地显示在那里了，怎样才能最快地消灭它？

有关这个问题，说起来似乎非常复杂。因为大家一定明白，疾病繁多，各不一样，处理起来肯定也会不一样。

然而，好好地思索、归纳一下，这些纷繁复杂疾病的处理策略，其实也很简单。那就是，首先考虑能否用内科方法来处理，因为内科方法简单安全，没有什么创伤，服服药、打打针就行，何乐而不为？如果内科方法不行，那就要考虑用外科的方法，也就是说，要下定决心牺牲一点身体的完整性，拿刀来，开胸、剖腹、刨骨头，把病灶彻底地端出来。这种策略，其实已经实行了上千年。

但是，近几十年来，有一种方法异军突起，那就是"介入"。介入专门针对内科方法疗效不佳，而患者又不愿意或不能耐受被"开肠、破肚、劈头、锯腿"的情况。而且，介入是能够直接在影像设备"照妖镜"下看到病灶的，目标明确，肯定方便"手到摘来"。

噫，这么好的方法，您还没有听说过？那就继续往下看吧！

什么是介入?

"介入"其实是一个常用词,指的是"插入其间、干预其事"。只是在医学领域,如今"介入"这个词往往是专指"介入放射学"。介入放射学的定义常常被表述为:将医学影像学与临床医学融合于一体的交叉学科或边缘学科。它包括诊断和治疗两个方面,即包括在影像设备的引导下,利用简单器材获得人体内部组织结构、细胞形态、影像特征以及有无特殊的病原微生物等的一系列诊断方法,也包括通过导管、导丝、栓子、球囊等器材对各种病变进行药物灌注、血管栓塞、管腔疏通、扩张成形和体腔引流等的一系列治疗技术。

自 1895 年伦琴发现 X 线以来,放射科医生只负责诊断疾病,治疗的事一向是不管的。然而,到了 20 世纪 70 年代,有一些放射科医生发现,他们完全可以直接去治疗疾病。由于有影像设备的引导,放射科医生不必像外科医生那样切开身体才能看到体内器官,只需要借助一些简单的器械就能完成"手术",而且还又快又好。

无论是从放射科医生"插手干预治疗",还是从"插入内科、外科之间"探索出了第三条道路来说,好像都符合"介入"的定义,而这个新的治疗方法又与"放射学"密切相关,所以就有了"介入放射学"的概念出现。

介入放射学的学科特点：其一是有影像设备的引导，其二是微创或微侵袭性。两方面密切相关，即因为有影像设备的引导，所以才能够做到微创或微侵袭性。在影像设备的引导下，医生们在进行疾病诊断的同时，可以即刻转入治疗过程，实现"诊断治疗一体化"或"诊治一条龙"，所以也就有统称为"介入诊疗"的说法。

随着医学影像学的发展，除了 X 光机外，CT、MRI 和超声等影像设备也可以引导介入诊疗的开展，也就逐渐有了"CT 介入""MRI 介入""超声介入"以及"介入医学"等概念或名称出现。说法多了，但学科特点并没有本质变化，为了简便，也为了避免无谓的争论，临床实践中也就经常将"介入放射学"简称为"介入"了。

介入有什么优势？

如今的医院特别是大医院，分科越来越多、越来越细，但治病的方法其实也只有内科疗法、外科疗法和介入疗法这几种。

所谓内科疗法，也称保守疗法，主要是通过全身用药（可以是口服或注射等方式）来治疗。它最大的优势是几乎无创，耐受性好，患者每天都可以接受多次用药（当然打针还是有点疼的）；其缺点是由于药物分散到全身，病变组织得到的药物浓度难以保障，疗效将受到影响，同时，没有病变的正常组织也分布有药，会产生毒副作用（肿瘤的全身化疗就是一个典型的例子）。

所谓外科疗法，也称手术疗法，指的是外科医生通过切开、去除、松解或修补、缝合等操作手法来处理病变的治疗方式。它的优势在于处理病变干脆利落，疗效确切；缺点主要是创伤比较大，患者难以耐受甚至是坚决不接受。

介入疗法融合了内、外科疗法的优势，同时又能够有效地避免其缺点。相对于内科疗法来说，介入疗法可以通过导管等器材将治疗用药直接送到病变局部去，将全身用药改为局部用药，即可显著提升疗效并减轻毒副反应。相对于外科疗法来说，介入的最大优势就在于"微创"，因为不需要大切开，创伤就能得到显著减轻，患者的耐受性自然也会得到大大的提高。所以，近年来介入疗法越来越深入人心，受到普遍的欢迎。

介入微创能够"微"到什么程度？

介入的"微创"可不仅仅是一个谮头。我们都知道，内科疗法常被说成是"无创"，但内科疗法中所应用的"皮下注射""肌肉注射""静脉注射"等，还得要使用或粗或细的针头将药物注射进去，这些针头常常会让孩子们觉得"恐怖"，只是成年人觉得可以忽略不计罢了。

介入诊疗通常只是用一根比上述的针头略粗（多数也就1毫米左右）而稍长的"穿刺针"，刺入皮肤和皮下组织从而进入血管或某些病变的器官而已。穿刺前，可以用刀尖切一个2毫米左右的小切口（图6-1a），或者根本不需要切开（如果后续没有较大的器械需要进入的话）。而在做这个小切口前，也会用前述的注射针头在皮下注射一点点局部麻醉药。患者其实只需要忍受皮下注射时的一点疼痛，创伤切口也就是1~2毫米大小，术后并不需要缝合。您看，相比于外科手术（图6-1b）来说，介入的创伤是不是也可以"忽略不计"呢？

还有一些介入操作，可以通过自然的孔道进入，如经口、经鼻、经肛门、经阴道或尿道等，根本就不会有伤口。所以，有人说，称介入为"微创"不太准确，应该称为"微侵袭"，因为它不一定会有创伤，只不过介入操作会有器械进入人体这样一个人工干预过程，患者多少会有一些害怕或者不适应而已。

当然，有个别介入操作会需要切一个1~3厘米的小切口（如输液港和临时滤器植入），这是因为需要在皮下植入它们的套件。这些就属于介入的特例了。

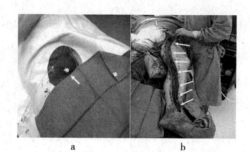

图6-1 介入微创伤与外科大切口

a.介入术野照片,只需"毫米"级的穿刺口(白箭头所示);b.开放式手术照片,切口创伤可大到"米"级。

　　介入放射学的微创理念已经深深地影响了外科学的发展。目前,外科手术在应用腔镜技术的基础上,使许多手术切口从动不动几十厘米大大地缩小了,只不过与介入的"微创"还有一个数量级的差距。更直接的影响是,越来越多的手术医生特别是血管外科医生直接运用介入手段开展诊疗活动,使介入技术成为其主业。随着介入技术的不断提高,临床中大开放式的外科手术已经越来越少做或干脆不做了。

为什么介入能够做到微创?

　　介入疗法能够做到微创的关键就是借助了医学影像设备(图6-2)的引导。有了这些影像设备,介入医生们个个都像"二郎神"一般,拥有了洞穿人体、明察秋毫的"第三只眼睛"。

第一，无须开刀就能清晰而准确地定位病灶，因而就再也不用通过切开而进行诊断性"探查"的必要。

第二，介入操作过程中都有影像设备作实时的引导和监控，没有视觉盲区，治疗的目标明确，因而可以"指哪打哪"。

第三，导管等介入器材能够在生理孔道特别是血管内自由行进，从来就不会"迷路"，因而能够从对患者伤害最小也最方便的部位进入，实现"远道施术、管针远达"，避免伤及重要器官，避免华佗"头痛医头"一定要开颅的悲剧。

第四、只需要一些穿刺针、导管、导丝等细小的器械，通过"灌注、栓塞、引流、扩通"等简单操作就能完成复杂疑难疾病的诊疗，而且非常"靠谱"。

我曾经创作过一首顺口溜："影导介入准头高，管针远达诊又疗，创伤轻微显奇效，灌堵引通病魔消。"这首顺口溜形象而简明，希望大家能够喜欢。

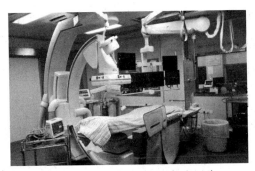

图6-2 介入引导设备DSA机房照片

什么是介入"灌注"？

介入"灌注"比较正规的术语应该是"经导管药物灌注术"。它是指介入医生在电视透视的监控下，将细长的导管选择性地插入到病变器官内（一般是其供血动脉），再将药物经导管注射进去，以实现局部用药的目的。灌注术主要用于恶性肿瘤的"化疗灌注"，也可用于血栓性疾病的局部溶栓和肠道出血的灌注止血。此外，顽固性的局部感染如骨髓炎和长期不愈的空洞型肺结核等，也有人采用局部灌注方法来治疗。

为什么不用口服、肌注或静脉注射的方式用药，而偏偏要插管这么麻烦呢？这主要是因为局部药物灌注至少有两个特别的好处，其一是提高药物治疗效果，其二是能够减轻药物的不良反应。

这个道理其实很容易讲透。因为，无论是口服、肌注或静脉用药，都属于全身用药。"是药三分毒"，特别是治疗肿瘤的化疗药，其毒性可不低。全身用药不可能无限地提高药量，所以能够到达病灶局部的药物就很有限，疗效也就会受到限制。而经导管直接在病灶局部灌注药物，局部药物浓度就可以成百倍地增加，"集中炮火，饱和攻击"，疗效的提高就是很自然的事了。同时，身体的其他组织器官避免了药物毒副作用的伤害，全身的不良反应将明显减轻，患者也易于耐受。

导管插得准，敌我分得清，局部灌注猛，介入就是行！

什么是介入"栓塞"？

介入"栓塞"通常是指"经导管动脉栓塞术"，它是指介入医生在电视透视的监控下，将细长的导管选择性地插入到目标器官的动脉血管以后，再拿一些材料（栓塞剂）将其堵住，以实现治疗目的。

这些治疗目的有哪些呢？

①各种肿瘤，栓塞其动脉以后就会出现缺血坏死，从而控制肿瘤发展，甚至有可能实现治愈的目标。这就相当于"堵老鼠洞"，"老鼠没有粮，全部死光光！"

②外伤或产后大出血、大量咯血、消化道大出血等，栓塞其出血的血管就能立即止血。这就相当于"堵漏"，"哪里漏水堵哪里，干脆利落不磨叽。"

③动脉瘤、动静脉畸形等栓塞后可以起到防止破裂出血或阻断异常分流的作用；此外，脾功能亢进、肾性高血压等亦可通过栓塞术实现治疗目的。

对于恶性肿瘤的介入治疗来说，通常将"栓塞术"与前述的"化疗灌注"相结合，统称为"化疗栓塞"，简称为 TACE，后面还会说到。

其实除了"经导管动脉栓塞术"外，栓塞也可扩展应用于静脉（如曲张的食道静脉、胃底静脉及下肢静脉等）及其他管道（如输卵管、输尿管等）。但需特别关注的是，应该熟悉不同栓塞剂的特性，根据目标血管及栓塞目的的不同进行合理选择。当然，要说清楚这个问题，就比较专业了，也不是这本小书可以容纳得了的，欢迎大家进一步的交流和切磋。

什么是介入"引流"？

介入"引流"常常是指"经皮穿刺引流术"，即在影像设备（包括 B 超、CT、MR 及电视透视）的引导下，采用或长或短的穿刺针经过皮肤穿刺，直达病变部位，再置换入引流导管，将积聚在体内的病理性液体引出来。也有一些特殊情况，无须穿刺皮肤，而是经生理管道入路也可能实现引流的目的。

介入"引流"就是相当于将人体内的"淤泥浊水"清除出来。它的适用范围很广，主要包括以下几个方面：①正常腔道内的病理性液体积聚如阻塞性黄疸、肾积水、尿潴留等；②炎症、外伤等引起的体腔积液如脓胸、血胸、浆膜腔积液、腹腔积血、盆腔脓肿等；③肝、脾、肾等实质脏器的囊肿、脓肿等。

影像设备引导下的引流术定位准确、简便安全、成功率高。也就是说，在"照妖镜"下，病灶看得很清楚，引流效能也就特别高。需要注意的是，穿刺入路应精心设计，尽量减轻组织损伤并防止伤及重要器官或重要结构；术后应保持引流管的通畅，防止其移位和脱落，注意穿刺处护理，预防感染发生。

什么是介入"扩通"？

介入"扩通"是一个比较大的概念，指的是对闭塞或狭窄的血管及其他腔道系统进行开通和扩张的介入操作，从而重新恢复其通畅性。它涵盖了"经皮腔内成形术"和"支架植入术"等概念。

比较知名的"扩通"操作是"经皮腔内血管成形术"（PTA），指经皮穿刺，将球囊导管插到目标血管，对狭窄、闭塞段血管进行机械性扩张，从而重建血管腔径的介入治疗技术（图6-3）。适用于各部位的大中型血管相关疾病的治疗，如肾动脉狭窄、髂股动脉硬化性闭塞、冠状动脉粥样硬化狭窄等。体内其他腔道的狭窄（如贲门失弛缓症、放疗或烧灼伤所致的食管狭窄、术后吻合口狭窄、胆管良性狭窄等）也可通过类似的成形术达到治疗目的。

如果经过球囊导管扩张成形后，血管等腔道不能维持通畅，则可在狭窄病变段植入支架，这就是"支架植入术"。通过支架的机械支撑力来维持血管等腔道的通畅，就好像在容易发生坍塌的坑道或隧道内架起支撑架一样。

对于已经闭塞的血管等腔道，常可先用不同硬度的导丝，配合导管、长鞘等器材尝试开通，在一些特例（如下腔静脉闭塞等）甚至可导入穿刺针进行穿刺开通，这就好像是在用钢钎等工具开凿隧道一样。开通以后，才能再进行扩张成形或支架植入。

需要指出的是，介入"扩通"应在影像设备严密监控下，由有经验的介入医生谨慎操作完成，严防意外损伤。毕竟开凿隧道也需要工程技术人员来把关，乱开一气可是要"山崩地裂"的。

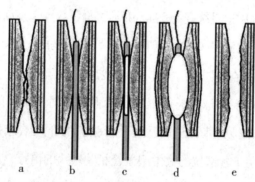

图6-3　PTA操作示意图

a.造影示血管显著狭窄；b.选择性导管随导丝通过狭窄段；c.换入球囊导管；d.充盈球囊；e.PTA后血管恢复通畅。

什么是介入"消融"？

介入"消融"的医学术语为"经皮穿刺消融术"。它是通过经皮穿刺，将射频电极或"酒精针"等器械送达病变部位，通过产热或冷冻的物理效应以及无水酒精等的化学作用，对病变组织进行毁损，从而实现治疗目的。相当于不开刀就把病灶拿掉了，故也可称为"内科性切除"（图6-4）。

如今，可以应用于"消融"的器械越来越多，如射频治疗仪、微波治疗仪等主要是通过将电能在病灶局部转变为热能，产生高温，从而造成病变组织的细胞脱水干燥、凝固甚至碳化；而氩氦刀则是使病灶发生冰冻而变性坏死；化学性消融则是通过向病灶内注射无水酒精或乙酸等达到毁损病灶的目的。最近出现了一种新型的消融设备"纳米刀"，既不产热也不制冷，而是通过释放高压电脉冲在细胞上形成不可逆的纳米级穿孔，使肿瘤细胞快速凋亡，但又不会伤及血管壁、神经及周围的正常结构，已经体现出其独特的优势，值得密切关注。

介入"消融"技术已日趋成熟，可作为操作引导的影像设备多（包括B超、CT、MR及电视透视），可供选择的消融手段丰富，在临床上的应用日益广泛。全身各部位不宜手术或不愿手术、其他治疗方法不敏感的实体性肿瘤或残存病灶，均适用于消融术治疗。快速性心律失常、椎间盘突出症等也可应用消融术进行治疗。

"消融"也是一项技术活，要想取得好效果，应该注意的技术要点是：定位准确、路径恰当、按序操作、剂量适宜！

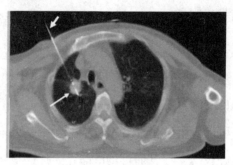

图6-4　肺癌消融治疗
胸部CT图像，可见穿刺针（粗短箭头所示）准确直达肺癌病灶（细长箭头所示）。

介入能够应用在哪些方面？

相对于内科和外科来说，介入的发展历程非常短暂，但其发展的势头却非常迅猛，目前已经成为与内科、外科并列的第三大诊疗体系，成为真正独立的学科门类。其应用范围涵盖了头颈、胸腹、四肢等部位，涉及神经、心脏、全身血管、呼吸、消化、泌尿生殖、骨关节等系统器官的诊疗，并且逐渐形成了神经介入、心脏介入、血管介入、肿瘤介入、骨科介入、妇产科介入等学科分支。

对于介入的具体应用，前面的章节中已经有了一些初步的介绍。随着大众对介入的日益了解以及介入诊疗技术本身的不断进步，相信介入诊疗的适用范围将继续得到拓展。在此，我建议各位：今后在面对任何疾病的诊疗方法选择时，都可以从无创的内科疗法、微创的介入疗法再到有创的外科疗法进行依次的权衡利弊，谨慎筛选。

介入历史很年轻，突然走俏似网红，内外介入鼎三足，治病救人齐建功。

咳出大量鲜血，怎么办？

大量咳血或者叫作"大咯血"，往往都是肺部疾病如支气管扩张、肺结核、肺癌等造成的，立即进行胸部 CT 检查明确诊断对后续的治疗非常重要。大咯血的治疗，当然也是先考虑行内科治疗，用合适的止血药物尝试进行止血。如果内科疗法无效，咯血继续，介入疗法往往能够实现"立竿见影"的效果。当然，有经验的接诊医生会根据患者情况和检查结果进行判断，如果咯血凶险，预计内科止血效果不佳者，会立即请介入医生进行急诊介入诊疗以策安全。

介入医生一般是从患者的大腿根部穿刺股动脉，在电视透视的监控下，用一根小小的导管（直径 1 毫米或稍粗）找到支气管动脉等可能的出血血管，这是穿刺和插管的过程；之后，将导管连上注射器，注入能够让血管显影的对比剂，即可证实它们是不是咯血的"责任血管"，这个过程称为"血管造影"，属于介入诊断范畴；介入诊断确认的责任血管就是介入治疗的"目标血管"，医生即可立即通过导管注入栓塞剂将其堵塞住进行"堵漏"；之后又可立即进行造影复查，如果满意即完成操作，否则还需继续加强栓塞，直至满意为止。因此，对于大咯血的诊疗，介入既快捷又可靠。

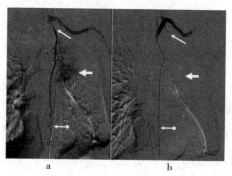

图6-5 咯血介入治疗

a.DSA 显示肺癌血管出血（粗短箭头所示），来源于胸廓内动脉（细长箭头所示）；b. 治疗后复查，显示肿瘤血管已栓塞完全，胸廓内动脉仅剩少许主干显示。圆尾箭所指为导管影像。

呕血不止，怎么办？

呕血与咯血有时候会让人"傻傻分不清楚"，但其实有很多不同。咯血多是由肺部疾病引起的，常先有咳嗽，再咳出鲜红色的血液、血丝或血块，或可带有一些痰液；而呕血多是由上消化道溃疡、肿瘤或食道胃底静脉曲张破裂出血造成的，常有呕吐反应，呕出的血除非来势汹涌，少有鲜红色，一般多为暗红或咖啡色的液体，或可带有一些胃内容物如食物残渣等。

由于呕血的原因比咯血复杂，既有动脉性出血，也有静脉性出血，所以处理起来也往往比咯血要复杂得多。大量呕血时，药物治疗往往无效，而急诊的胃镜检查常常成为首选。因为它在多数情况下能够查明出血的原因和部位，然后可以进行钳夹、套扎、局部硬化等止血处理。然而，还有相当一部分患者经过胃镜检查处理难以取得疗效的情况，需要采用介入疗法进行干预。

根据患者的病史、临床表现和胃镜检查结果，如果考虑是溃疡等原因造成的动脉性出血，则如同前述处理大咯血一样，将导管插到出血的责任血管（一般是胃左动脉、胃十二指肠动脉等）进行介入"栓塞"治疗，也可起到"立竿见影"的效果。

而如果考虑是静脉性出血，则其穿刺入路和所用的栓塞剂等都需要有不同的策略。可以通过经肝或经脾穿刺，将导管选择性插入"胃冠状静脉"等出血的责任血管，进行栓塞；有些情况下，必须考虑经颈静脉穿刺入路行"TIPS"操作（参见下一节），以降低门静脉压力，才能有效地解决食道胃底静脉曲张破裂出血的问题。

TIPS 是怎么回事？

简单地说，TIPS 是一项介入诊疗项目，能有效解决静脉性大呕血问题并消除大量腹水。

TIPS 是英文 "Transjugular intrahepatic portosystemic shunt" 的简称，翻译成中文就是"经颈静脉肝内门体分流术"。TIPS 是介入领域最复杂的技术操作之一，其原理来自于外科曾经常用的门－体静脉分流术。外科分流术创伤不小，技术难度也高；而得益于介入技术的发展和器械的进步，如今只需要局部麻醉，在患者完全清醒的状态下就可以完成介入分流术。

您一定听说过肝硬化吧？因为它太常见了。肝硬化常由肝炎或酗酒等原因引起，会改变肝脏的解剖结构，使门静脉血液不能得到顺畅回流。门静脉收集来自于胃肠道的静脉血，然后向肝内分布，再经肝静脉回流到下腔静脉及右心房。肝硬化时，门静脉血液回流受阻，压力越来越高，将造成胃肠道血流淤滞，从而引起胃肠壁的水肿并出现腹水。门静脉的高压状态还很容易引起食道、胃底静脉曲张，而这些曲张的静脉壁很薄，在食物摩擦或静脉自身的高压作用下即可发生破裂，而且很难止血，常常造成患者死亡。

介入医生通过局部麻醉，经患者的颈静脉穿刺，顺着血管将专门设计的器械插入肝静脉，再从肝静脉向肝内门静脉穿刺，然后用金属支架将这条在肝内建立的穿刺道支撑起来，从而在门静脉和肝静脉之间建立起一条人工的分流通路，这就是 TIPS 的简要操作流程，也有人形象地称之为"体内都江堰工程"（图6-6）。TIPS 完成后，门静脉高压及其所造成的一系列问题即可"迎刃而解"。对于已经存在的食道、胃底静脉曲张，通过 TIPS 建立的通路也很容易对其进行栓塞，从而解除可能再次出血的隐患。

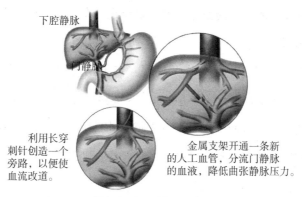

下腔静脉

门静脉

利用长穿刺针创造一个旁路，以便使血流改道。

金属支架开通一条新的人工血管，分流门静脉的血液，降低曲张静脉压力。

图6-6　TIPS原理示意图

上厕所却拉出血来，怎么办？

便血可能是便出鲜血，甚至是"喷射"出大量鲜血，多数是由痔疮或直肠息肉等原因造成，肛肠科医生用肉眼或肠镜检查很容易诊断，并能及时进行妥当的治疗。

然而，整个消化道甚至是胆道的出血都可能只表现为便血。比如前述的食道、胃底静脉曲张破裂出血，如果不是汹涌而出呕出来，出血也会下行经过肠道全程而成为便血，持续的小流量出血也是会死人的！

患者便血的颜色并不完全是鲜红色的，可能是暗红、咖啡样或茶色、黑色，而颜色的不同与出血的部位高低有关，与出血量的大小、在肠道存留的时间以及胃肠道内原有的内容物等都相关。所以，便血的情况可能会很复杂，有时候会很不容易下诊断。

临床上经常遇到这样的情况：患者出现便血，内科医生用了不少止血药，又不停地输血，但眼见患者的贫血程度还是越来越严重，从而有束手无策之感；外科医生也觉得为难，因为不知道出血部位到底在哪里，切开探查吧，难道把胃和好几米长的肠管都切开来翻看？

看过前面的章节有关问题的解答，您一定会说：快请介入科医生出手吧！

的确，介入医生采用血管造影的方式，可以很容易地筛查到出血的"责任血管"，有时还可以明确一些出血的原因如动脉瘤、动静脉畸形或胃肠道肿瘤等。明确诊断后，后续的介入治疗就简单了——栓塞"责任血管"让出血立即停止！而有些病例（如肿瘤）经过介入止血后，由于最好是切除病灶，还可再交给外科医生接着处理——诊断明确了，外科医生就可将病变"手到擒来"。

小便都红了，怎么办？

如同前述的问题一样，小便带血甚至是全程血尿，也可引起贫血、失血性休克甚至危及生命，同样需要积极处理。患者看到自己的小便"红染"，心中往往都很紧张。

尿中的血液可以是来自泌尿系统的各个器官（肾、输尿管、膀胱和尿道），也可能来自于前列腺、精囊腺等生殖器官。大量的血尿多来源于肾，其次是膀胱，而其他器官则非常罕见。对于血尿的原因，根据病史、临床表现和医学影像学检查，一般都会得到比较确定的信息（比如说患者不久前接受过内镜下肾脏取石，基本上能肯定就是肾的创伤出血），不像便血那样难以诊断。另一方面，血尿基本上都是动脉性出血，不太需要考虑静脉性因素。

因此，对于大量血尿的处理也相对简单。内科治疗无效而又不必外科手术的，就可以进行介入诊疗。一般经股动脉穿刺入路，进行肾动脉造影找出是哪一支或哪几支动脉分支血管出血，然后即可选用微导管插到这些小分支，进行栓塞，疗效是有保证的。介入诊疗的好处是可以最大限度地保护肾脏，从而免除因迫不得已而切除创伤肾所带来的巨大损失。

值得注意的是，肾动脉的发育变异并不少见，一侧肾有可能有 2~3 支肾动脉。所以在肾动脉造影前，先进行主动脉造影就显得有必要，从而不至于漏栓那些出血的责任血管。如果介入诊疗前考虑出血来源于膀胱，双侧髂内动脉造影也必不可少；之后再根据造影结果对膀胱上动脉等可能的责任血管进行栓塞。

外伤患者血肉模糊，介入能否帮上忙？

如今，车祸、坠落等引起全身多发严重损伤的情况不少见，这时伤员命悬一线，能否多学科紧密配合、积极抢救也就决定了伤员能否摆脱死神的魔爪。

如果患者多处受伤血肉模糊，在输血、输液等维持基本生命活动的抢救措施下，仍然无法将血压控制在稳定范围，考虑存在腹部、盆腔等多器官创伤，涉及多个专科的问题，而打开腹腔、盆腔只见鲜血不停地冒出，各个器官境界不清，血从何处来？各个专科看不清、压不住、缝不上，只能"望洋兴叹"！在这样的情况下，介入其实可能起到很大的作用，如果有"复合手术室"（既有 DSA 设备又有开放式手术设施）就更好了。

介入医生出于对患者伤情和方便后续手术清创的考量，选择合适的穿刺入路，通过插管对疑有损伤的部位进行血管造影，反而会比切开观察能更可靠地诊断各处血管损伤。某些损伤出血的血管可以即时栓塞，效果立见；另一些不能直接栓塞的血管也可以通过插入球囊导管暂时阻断，以显著减少出血量和出血的速度。介入医生创造的良好手术视野，可以让外科、骨科、妇科或泌尿外科医生从容地完成清创、缝合、修补和固定等手术操作。开放式手术完成后，介入医生可再取出阻断血流的球囊，以恢复组织器官的正常血供。

各科有专长，相互多帮忙，共谱和谐曲，生命有保障！

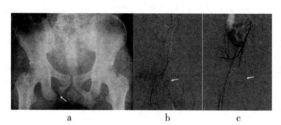

图6-7 外伤出血栓塞

a. 骨盆平片显示右耻骨骨折（白箭头所示）；b.DSA 显示骨折处血管破裂出血（白箭头所示）；c. 血管栓塞后 DSA 复查，出血血管栓塞完全（白箭头所示）。

突然右上腹部疼痛，进而晕厥，也要急诊介入？

好些次遇到急诊室半夜来电，说是"肝癌破裂出血"，需要通过介入急诊抢救。患者的需要就是命令，介入室的医、技、护人员紧急就位，自然不敢有误！

肝癌竟然也需要急诊介入？这是由于肝癌的早期症状并不明显或很不典型，常常被当作是"胃炎""胆囊炎"或"消化不良"等不太要紧的小毛病，身强力壮的人一般是不太相信自己也会患这种恶性肿瘤的，疏忽大意也是常事。等到症状明显，不得已去医院检查时，往往发现肿块已经相当大了。因此，肝癌已经要了很多人的命，号称为"癌王"也不为过。

我们遇到的这些病例，也是没有意识到自己有这种病。或者是因为被人轻轻地碰了一下，或者根本就无缘无故地突然出现右上腹部或"胁肋部"疼痛，然后出现头晕甚至晕厥，脸色苍白、出冷汗。这时患者顶不住了，身边的亲朋第一时间将其送到医院。有经验的急诊医生会根据患者的症状体征马上开出一个急诊 CT 检查单，同时做一个腹腔穿刺。根据 CT 所发现的肿块及其相关表现，加上在腹腔抽出的不凝血，肝癌破裂出血的诊断很容易就确立了。肝癌要命不在一时，但肝癌引起的破裂大出血却分分钟可以要人命！一部分患者可以立即行外科手术，切除病灶或进行破裂修补，但另一部分患者则到了外科手术无法处理的程度。这时，急诊介入就成为挽救患者于危难之际的必选措施了，既可明确诊断，又能立即栓塞止血（图6-8）。当然，这种急诊介入并不限于在晚上，只是半夜抢救，印象更深刻而已。

"莫恃身体强，体检不可忘！"重视身体发出的报警信号吧，及时治疗总比临时救急的效果要好多了！

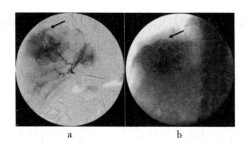

图6-8　肝癌破裂栓塞

a.肝动脉 DSA 显示肝内肿瘤血管染色及对比剂外渗（黑箭头所示），提示肝癌破裂出血；b.栓塞后 X 线片示肿瘤内碘油栓塞剂填塞良好（黑箭头所示）。

介入只能止止血而已吗？

前述的几个问题，几乎都聚焦在如何止血上，不免让大家产生疑惑：难道介入只能止血而已？其实，之所以聚焦在止血上，是因为面对这些突然发生的急危重症，患者、家属甚至是经验不够丰富的接诊医生常常都会感觉到"六神无主""惊慌失措"；而家属、特别是医生的惊慌失措对患者来说可不是什么好事。

介入来保驾，遇事无须慌。集中地补充这方面的知识，一定会给大家的心中增添些底气吧？

前面说过，介入已经与内、外科疗法形成了三足鼎立的态势，它能干的活儿可多了！

简单说来，凡是通过内科、外科手段疗效欠佳的疾病，都可以考虑采取介入疗法；除了急危重症，大多数病例都可以从容地制订适宜的治疗方案，以取得更好的疗效。

说些具体的实例吧：失去外科手术切除机会且全身化疗效果不佳的中、晚期恶性肿瘤就是介入的主要适应证。经外科手术切除后复发或残留的病灶，不宜再次进行外科手术者，介入可为其"补刀"以消除隐患。巨大而又血供丰富的肿瘤，在外科手术切除前，介入也可为其"铺路"，以达到减少术中失血、降低术后转移的可能性。对于子宫肌瘤等良性肿瘤，通过介入治疗可以免除手术切除的必要。人体内的各种管道、腔道系统如血管、食管、气管、输卵管、尿道、肠道、胆道等，无论是什么原因引起的狭窄或闭塞，介入治疗已经成为最主要的治疗方法。其他能通过介入治疗的实例还有如椎间盘突出的介入切吸术、深部脓肿或囊肿的穿刺引流术等，介入并不是只是止止血而已。

失去切除机会的肿瘤还能治好吗？

无论医生还是患者，面对恶性肿瘤，普遍的想法肯定是"除恶务尽"，也就是要争取机会将其彻底切除，以绝后患。迄今为止，外科切除肿瘤仍然是最积极的治疗方案。

然而，真正能够手术切除的肿瘤其实只有一小部分。因为，大部分恶性肿瘤在被发现之前就已经处于"中晚期"，失去了手术切除的机会。

所以，临床上经常会遇到"切除不了的肿瘤还能治好吗？"这类的问题。特别是面对一些比较年轻的患者，连主管医生都会很不甘心：难道就只能是"吃点药、打点针，补点营养提提神"了？

当然，目前"谈癌色变"已经不合时宜了。化疗、放疗等手段在恶性肿瘤的治疗中已经取得了不俗的成果，不少恶性肿瘤患者完全可以实现较长的生存期；还有不少恶性肿瘤患者通过中西医治疗也能实现较长时间的"带瘤生存"，并且有不错的生活质量。

但是，肿瘤未切除，总不免让人"如鲠在喉"！对于不能切除的肿瘤，难道就真的都失去治愈的可能性了吗？

可喜的是，随着介入疗法的兴起，"暂时"失去手术机会的肿瘤至少还有两种介入方法可以尝试。一是先对肿瘤进行"化疗栓塞"，使肿瘤细胞缺血坏死，将肿块缩小，从而重新获得手术切除的机会；二是可以通过"消融"的方式直接杀灭肿瘤，从而获得类似手术切除的效果。就算是已经发生了转移的肿瘤，也可以通过上述方法对转移病灶进行——处理，治愈的希望也还是有的。

为什么肝癌的介入治疗这么受欢迎？

记得我创作过这么一首打油诗："经典介入数肝癌，化疗栓塞首位排，结合消融可根治，微创疗效最牛掰。"虽是顺口而出，却是有事实依据的。

根据相关统计数据，发病率最高的癌肿，男的为肺癌，女的为乳腺癌；而肝癌的发病率在男性中处于第 3 位，在女性中仅为第 5 位。然而，如果以接受介入治疗的人次来统计，无论男女，均以肝癌为最多，这是为什么呢？

首先，肝癌被发现时，多数已经失去了手术切除的机会。其次，肝癌对化疗、放疗的敏感性都不高。根据前面章节说过的，通过内科、外科手段治疗效果不好时，肯定要考虑介入了嘛！

当然，肝癌的介入治疗之所以受欢迎还是因为疗效好，其疗效好的原因，则与肝脏的解剖生理结构有很大的关系。肝内的血管分布与其他器官不同，它有两套血管系统，即肝动脉系统和门静脉系统（图 6-9）。正常的肝组织主要是由门静脉供血，肝动脉供血所占的比例很小，而一旦发生癌变，这种供血模式就完全逆转了。肝癌组织几乎全部由肝动脉供血，门静脉不参与供血或仅有极少的供血。

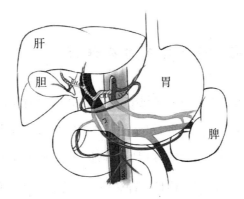

图6-9　肝的两套供血系统示意图

图中 PV 为门静脉，为正常肝的主要供血来源，远较肝动脉粗；图中 CHA 为肝总动脉，PHA 为肝固有动脉，RHA 为肝右动脉，LHA 为肝左动脉。

因此，肝癌的介入治疗时，将混有化疗药的栓塞剂把供应肿瘤的肝动脉分支完全栓塞，肝癌组织缺血缺氧，又遭受高浓度的化疗药物"浸泡"，自然就容易坏死；而正常肝组织并没有受到大剂量化疗药物的影响，而且由于有门静脉供血，正常肝组织也不至于缺血。因此，肝癌的"化疗栓塞"（TACE）就相当于用导弹定点打击敌人，所以才会疗效高、副作用小，自然就特别受欢迎。

肝癌经 TACE 后，肿块缩小，患者病情好转，还可能再次获得手术机会。也可结合介入消融术，将 TACE 后的残余病灶彻底毁损，同样有可能实现根治的目的。介入将不可能转变为可能，是不是很"牛掰"呀？！

对于黄疸，介入能有什么作为？

不知道大家有没有见过"黄疸"？我们中国人属于黄种人，是"黄皮肤、黑眼睛"。如果发现"黄皮肤"黄得特别不自然，关键是"黑眼睛"周边也变得"金灿灿"了，那可不是"美目""美瞳"，而是"黄疸"，这是一种病态，一点也不美。见过一次典型的"黄疸"患者，就会让人永远不忘。

引起"黄疸"的原因或疾病有很多，想要查明具体是什么原因引起的，往往就要动用"照妖镜"（影像学检查）来照一照了。如果黄疸是由于肝、胆、胰等器官疾病导致的胆道梗阻所引起的，介入的干预可以起到"立竿见影"的效果。

胆道是运送胆汁的通路。胆汁由肝细胞生成，肝内各级胆管收集胆汁送到胆囊贮存，食物进入后则由胆总管将胆汁送到肠道参与消化活动。但胆道堵塞时，"宝物"变"毒物"，一方面，胆汁不能进入肠道参与消化，将明显影响食欲，特别是出现"厌油"；另一方面，大量胆汁在肝内积聚将影响肝功能，并且逆流入血液引起全身发黄和顽固的瘙痒，还能干扰人体的生理功能、摧毁人体的抵抗力，患者的体质会每况愈下，短期内就可能死亡。

"疏通管道"是介入医生的专长，针对胆道堵塞的介入诊疗项目是"经皮肝穿胆道引流术"（简称 PTCD）。用细针经过皮肤向肝内胆管进行穿刺，往往能够发现墨绿色的胆汁从针管流出。再向胆道里面注入对比剂进行造影，就可直观地显示出各级胆管的扩张情况，从而对胆道的堵塞部位、程度以及原因做出比较准确的诊断和评价（图 6-10a）。造影结束后，医生沿着穿刺套管插入导丝，开通胆道，解除梗阻，再沿导丝将引流导管送入十二指肠，以重建胆道的通畅，恢复其正常的生理功能（图 6-10b）。

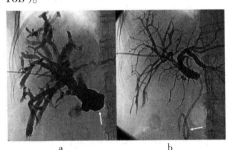

图6-10　经皮肝穿胆道引流术

a. 经皮肝穿胆道造影示肝内胆管显著扩张，胆总管上端堵塞（白箭头所示）；b. 经引流后胆管扩张情况明显改善，引流管前端盘曲于十二指肠内（白箭头所示）。

如果胆道梗阻严重，一时难以开通梗阻点，也可先将引流管置入扩张的肝内胆管内，将胆汁先引流到体外，以迅速降低胆道压力，改善症状。这个过程有点类似"解毒"或"化毒为废"。一般经过几天引流，胆道的梗阻状况改善后，再次开通梗阻点基本上都能成功。这个过程就可称为"变废为宝"了。如果情况允许，可在开通梗阻后植入胆道支架，让胆汁顺利地排入肠道。这就是"胆道支架植入术"。如果由于肿瘤压迫，支架难以展开，也可应用球囊导管对狭窄处进行扩张，以改善其通畅性。

身黄眼也黄，介入可帮忙，针管加支架，胆汁引入肠。

腿痛和间歇性跛行的问题怎么解决？

一些年长者会发现自己"老了，走不动了"，原来一气儿可以走几千米，后来走几百米就要歇一歇，这就是"间歇性跛行"；再后来根本就不能行走，甚至休息状态下都会疼痛（称为静息痛），摸起来腿也是冰凉的。他们常常以为是年纪大了，腿脚自然退化，不太重视，到了最后，腿痛越来越明显，甚至出现发紫、发黑，伤口也不愈合，这条腿可能就这么报废了。更要命的是，有时两条腿会先后出现这种情况！

这是怎么一回事呢？也用"照妖镜"来照一照！一般可用超声、CT 血管成像以及血管造影来诊断，很容易就可发现"间歇性跛行"的原因，通常是下肢的动脉血管堵塞所致。其中，CT 血管成像作为介入的术前评估最合适，而血管造影则可称之为血管病变诊断的"金标准"，一般只用在介入治疗的过程中，用以指导具体的治疗方案实施。

动脉血管是运送氧气、养料的生命线，一旦发生阻塞，组织器官就会缺血缺氧，如果代偿不全，就会发生坏死。引起下肢动脉血管堵塞的主要病因有动脉硬化、糖尿病及血栓闭塞性脉管炎等。对于已经发生的下肢动脉堵塞，内科药物治疗收效甚微，而外科手术因创伤大且疗效有限而逐渐有减少之势，介入疗法目前已经成为主流的治疗技术。

　　介入怎么做呢？首先，我们会选择合适的部位进行血管穿刺，将细小的导管在电视透视监控下，顺血管走行准确地插入病变的血管段，进行血管造影。这是介入诊断的过程，能准确而直观地显示动脉血管堵塞的部位、范围和程度，为下一步的治疗提供有力的依据（图 6-11a）。

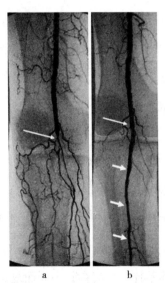

图6-11　动脉闭塞介入

　　a. 介入治疗前，DSA 血管造影示腘动脉闭塞（长白箭头所示），周围有侧支血管显示；b. 介入治疗后，再次造影提示原闭塞处已成功开通（长白箭头所示），远端动脉主干显示良好（白箭头所示）。

诊断之后能即刻投入治疗是介入医学的独特优势。这条已经插入病变血管局部的细小导管就可作为实施介入治疗的通路，或注入溶栓药物进行局部溶栓，或配合导丝、长鞘、球囊、支架等器械进行闭塞血管开通、血栓清除、斑块旋切和血管扩张成形等各项精细的操作，从而恢复动脉的通畅，逆转下肢缺血的状况，达到保肢的目的（图6-11b）。

一条腿突然肿了，一定要认真对待吗？

在本书第五章已经说过，心、肝、肾等重要脏器功能不全，内分泌功能失常等可引起双下肢及其他部位的水肿；然而，如果只是一条腿出现肿胀，最多见的原因就是这一条腿的深静脉有血栓形成（简称DVT）。

发生DVT后，腿肿只是一个临床表现，也是表面现象，最重要的是可能造成致死性的肺动脉栓塞（简称PE）。PE和DVT又合称为静脉血栓栓塞症（简称VTE）。近年来，VTE受到越来越广泛的关注，如果有人不知，就算是"OUT"了。

众所周知，心脏、动脉、静脉加上分布于全身的毛细血管共同构成了循环系统，血液在其中周而复始地流动，血液循环一旦停止，生命也就结束了。静脉与动脉相对应，是将血液回收送回心脏的通路。静脉又分为浅静脉和深静脉：浅静脉走行于皮下表浅部位，多是透过皮肤可以看见的"青筋"；而深静脉则表面看不见，浅静脉回收的血液会直接或通过"交通静脉"向深静脉汇合。当下肢深静脉因血栓而堵塞时，血液回流就会受阻。根据堵塞程度和发展速度的不同，患者的表现很不一致，但多数都会表现为不同程度的下肢肿胀，皮肤颜色变深，甚至出现水泡，有时可以见到浅静脉增粗曲张。

有人长时间坐飞机，尤其是经济舱，腿脚活动不开，一下飞机就发现腿肿了，这被称为"经济舱综合征"；也有人打麻将时间长了也会发现腿肿。虽然静脉堵塞极少会像动脉堵塞那样导致失去肢体的后果，但却可能因为肺动脉栓塞而失去生命！因为静脉内的血栓可能脱落并顺血流经心脏流向肺动脉，将肺动脉堵塞后，流经肺的血液则不能进行气体交换，患者就好像是被人掐住脖子一样。曾经，就有因为长时间坐飞机或打麻将而在起身后出现呼吸困难甚至突然死亡的报道。

所以，当一条腿突然肿了，一定要认真对待。为防止血栓脱落，不可随意活动或挤压肿胀的肢体，要及时请医生检查处理，切不可大意。

发现静脉血栓，应该怎么办？

对于静脉血栓形成，目前已有一些共识。应用内科方式的

"抗凝治疗"是基础，可以配合中医药内服、外敷等。外科方式取栓已经很少应用，而介入微创治疗则越来越受欢迎。

全身性的抗凝治疗可以防止血栓继续形成，但对于已经形成的血栓，疗效并不可靠，并且疗程太长，相当多的患者会引起"血栓形成后综合征"（简称PTS）。其形成机制是由于血栓未能清除、血栓变硬粘连、损坏静脉的瓣膜，造成血流"倒灌"，从而引起下肢长期反复的肿胀、浅静脉曲张、腿足靴区色素沉着、湿疹样皮炎，还可形成经久不愈的或反复发作的慢性溃疡，并发感染，形成"老烂腿"，最终会有导致肢体坏死的风险。如果加用溶栓药进行全身溶栓，疗效有可能得到改善，但也增加了血栓脱落引起肺栓塞的风险。

介入疗法具有很强的针对性。那就是，既可有效防止血栓脱落造成的致死性肺栓塞，又可及时消除血栓、缓解症状。

那么，介入疗法是如何开展的呢？首先，可经血管条件良好的那条腿根部的股静脉或颈部的静脉入路穿刺，将称为"腔静脉滤器"的装置放到下腔静脉里面（图6-12a）。这种滤器就像是渔网，能够阻拦可能引起肺栓塞的脱落血栓块（拦住危险的大鱼），但又不影响正常的血流，而且现在滤器的设计越来越科学和轻巧，当血栓脱落的风险消除后，又可方便地将滤器取出来（图6-12b），让患者没有后顾之忧。

有了滤器作为保险后，介入医生可以大胆地将溶栓导管直接插入血栓内部进行溶栓，同时，可以应用大腔导管、旋切装置、流变溶栓装置或超声消融装置等快速地清除血栓，其处理血栓的效率是传统的内科方式所难以比拟的，而及时清除血栓才是预防 PTS 的有效手段。

需要指出的是，介入治疗完成后，抗凝治疗仍不能疏忽，一般应不少于 3 个月；而对于有些"易栓症"的患者甚至需要接受长期的抗凝治疗，以免血栓复发。

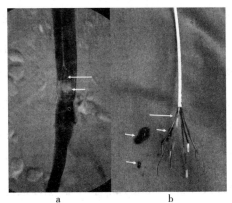

图6-12　腔静脉滤器植入及取出

a.下腔静脉内临时滤器（长白箭头所示），阻拦到大块血栓（短白箭头所示），血流仍可通过；b.取出的临时滤器（长白箭头所示），可见带出所阻拦的血栓块（短白箭头所示）。

动脉"欺负"静脉，能否"扶贫济弱"？

有经验的医生会发现"肿胀腿"的患者总是左侧远多于右侧，而且有些患者左腿的血栓清除后又很容易复发，这是怎么回事呢？

原来，人体的构造并不是两侧完全对称的。人体内最大的动脉是主动脉，它位于脊柱的左侧；最大的静脉是下腔静脉，它位于脊柱的右侧。主动脉分出的右侧髂总动脉常常会骑跨在汇向下腔静脉的左侧髂总静脉前方，而右侧髂总静脉则很少会受到这样的影响。

我们知道，动脉管壁比静脉厚，动脉血压也远比静脉高。所以，当动脉与静脉相交叉时，静脉难以抗衡动脉，常常会受到"欺负"，严重时会被压得扁扁的。当静脉受到动脉的压迫而出现血流淤积时，就很容易形成血栓，这样会进一步加重血流的淤积。左下肢的血液主要是通过左侧髂总静脉而回流到下腔静脉，由于它常受右髂总动脉的压迫，故左侧下肢肿胀远比右侧常见。这种情况也被称为"髂静脉压迫综合征"（也称Cockett 综合征或 May‑thurner 综合征）。也许最初动脉压迫并没有那么严重，只是一个容易诱发血栓形成的因素，但由于血栓形成后没有彻底清除，部分血栓变硬（机化）并粘连，而加重了髂静脉回流受阻的程度。

所以，介入医生在清除静脉内的血栓后，如果发现髂静脉始终存在狭窄甚或闭塞，就应该考虑有"髂静脉压迫综合征"，应该想办法"帮一下"髂静脉，否则清除了旧血栓后还会很快形成新血栓。怎么帮？那就是用球囊导管对狭窄处进行

扩张，以缓解静脉内的粘连，从而改善髂静脉的血流。如果球
囊扩张还是不能维持通畅，那"扶贫济弱"的力度还要再加
大——植入支架充当髂静脉的"主心骨"，以有效地抵抗动脉
的"欺负"。

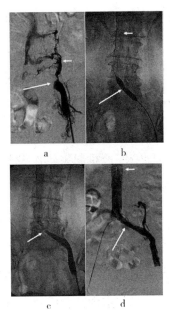

图6-13　髂静脉压迫综合征

　　a. 左外髂静脉 DSA 提示髂总静脉血流受阻（长白箭头所示），只能通过侧支回流
（短白箭头所示）；b. 球囊导管扩张时可见明显压迹（长白箭头所示），证实存在髂静脉
压迫综合征，图像上方可见下腔静脉滤器影（短白箭头所示）；c. 球囊扩张后造影示髂
总静脉恢复血流，但仍明显狭窄（白箭头所示）；d. 支架植入后髂静脉受压迹象基本消
除（长白箭头所示），滤器不影响血流通过（短白箭头所示）。

　　　　血管窄闭可溶通，球囊支架助成形，动脉静脉均有效，
且看介入建奇功。

越来越咽不下饭，甚至喝水都呛怎么办？

要回答这个问题，我先讲一个经典病例：

70岁的梁伯一向身体好，常在老友们面前自豪地说从来不需要打针吃药。然而，近几个月来，他却觉得吃饭成了麻烦，不是不想吃，而是咽不下！先是吃不下普通饭菜，然后是稀饭也难以下咽。老友们都说他人瘦了，别犟了，该看病了；但他却说："人老了，终于要服老了，看什么医生？"

可是，最近一周情况严重起来，连喝水都成了问题，还会引起急剧的咳嗽。无奈，梁伯只好在家人的陪同下来求医。在影像科做了相关检查后，诊断结果出来了。原来是梁伯的食管因癌肿的压迫而阻塞，和食管相邻的气管壁也因受到侵犯而形成了一个异常的通道——食管气管瘘！如此一来，吃下去的东西不是进入胃肠道内消化吸收、营养身体，而是经过瘘管进入气管和肺，所以才会引起剧烈的咳嗽。医生说，漏到肺内的食物极易引起肺部的感染，并且不好治疗，必须尽快处理。

针对病情，介入医生征得梁伯及其家人的同意，在电视透视引导下，顺利地植入了食管带膜支架（图6-14）。所谓带膜支架，也称"覆膜支架"，是在金属支架上覆盖了一层或双层的高分子耐腐蚀薄膜，可以起到腔内隔绝作用。食管带膜支架的植入起到了"一石二鸟"的作用，即支架的支撑恢复了食管通畅，支架的覆膜又成功地封闭了食管气管瘘！有了饮食的调理，梁伯的身体状况逐渐好转，为后续进一步的肿瘤治疗打下了比较坚实的基础。

食管癌是消化道最常见的恶性肿瘤之一，其典型症状是"进行性吞咽困难"。治疗措施有手术、放疗、化疗、中医药治疗等，但因患者体质和病情难以耐受手术或放化疗，或因各种原因出现食管气管瘘时，介入治疗往往成为必需的手段。在电视透视监控下，"食管带膜支架植入术"操作简便、定位准确、起效迅速，值得推广应用。

再次出现在老友面前，乐观的梁伯说道：不听老友言，吃亏在眼前；不过好在做了介入，至少不会成为"饿死鬼"了！

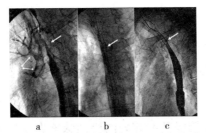

图6-14　食管气管瘘

a.插管造影显示食道中段明显狭窄（白箭头所示），对比剂大量进入支气管（圆尾白箭头所示）即明确食管气管瘘的诊断；b.植入食管带膜支架（白箭头所示）；c.造影复查示瘘口已封闭（白箭头所示），对比剂可顺利通过；原病变处支架扩张欠佳，提示癌肿较坚硬（2天后复查扩张满意）。

突然胸痛、气急、濒死感，还能救吗？

黄伯今年 60 多岁，平常喜欢喝点小酒，今天遇到老朋友就多喝了几杯。突然，他扔下了酒杯，捂着胸口说很难受，压榨性痛。黄婶看到他冷汗都冒出来了，怀疑莫不是心绞痛又发作了，赶紧拿出硝酸甘油给黄伯含在舌下。哪知，此次不同以往，黄伯的胸痛症状并没有缓解，反而还有加重趋势，越来越紧张烦躁，甚至说自己不行了！

黄婶在朋友们的帮助下，七手八脚地将黄伯通过 120 急救车送到医院，接诊医生根据黄伯的表现做出了初步判断，并经心电图检查和心肌酶学化验做出了"心肌梗死"（也常被叫做心肌梗塞）的诊断。

心脏的一部分坏死掉了？还能救吗？

当然能救，必须要救！但也必须找到能救的人和能救的医疗机构，同时还必须争分夺秒！

一路绿灯，多方联动！黄伯马上被送到介入室，医生将一条细小的导管经其手腕处的桡动脉（也就是我们摸脉的地方）穿刺入路，在电视透视监视下插入到心脏的冠状动脉，通过造影发现冠状动脉有一条重要的分支血管闭塞了！诊断血管问题，插管造影才是"金标准"，这下诊断完全得到了证实！

关键这病还得治疗！医生迅速插入血栓抽吸导管到这条被血栓阻塞的血管分支，抽出血栓，患者的监测指标马上就得到了改善。但造影复查发现血管局部仍然存在明显的斑块和狭窄，医生又当机立断地为黄伯植入了一枚金属支架，再次造影显示血管已经完全开通，这次介入治疗取得了圆满成功（图6-15）。

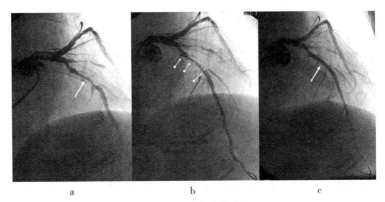

图6-15　冠脉支架植入

a.冠脉造影示前降支存在节段性狭窄（白箭头所示）；b.支架植入定位（圆尾箭头所示）；c.造影复查示血管恢复通畅。

心脏内部都是血，怎么还会缺血？其实心脏也跟其他器官一样，血液里的氧气也是要通过各级分支直至毛细血管，才可以被组织细胞所利用。心脏之所以能够规律地搏动，依赖于为心肌供血的"冠状动脉"的通畅。如果冠状动脉因为粥样硬化而狭窄，心肌就会缺血，患者就会出现"心痛"，这就是"冠心病"了。

当血管的狭窄程度加重，或者因劳累等原因心脏需要更多的血供而不能满足时，一部分心肌就会因严重缺血而死亡，这就是 "心肌梗死" 了。如果梗死的心肌非常多，患者恐怕就救不了了，所以 "时间就是心肌，时间就是生命" 的口号得到了普遍的认同。而争分夺秒恢复心肌的供血，将因缺血而濒临死亡的心肌挽救过来，就能挽救患者的生命。

又一个突然胸痛气急，还是心肌梗死？

与黄伯不同，黄婶的爱好是打麻将。这一天，黄婶的心情与手气一样好，与姐妹们 "搓" 到日落西山后，才在黄伯的电话催促下站起身来。黄婶嘀咕着："怎么时间过得这么快？不知不觉都大半天了？哎呀，腿都坐肿了？" 想着老头子还在家等着吃晚饭，黄婶揉了揉腿后，就赶着回家。

哪知道，还没有走出多少步，黄婶就觉得胸闷、胸痛，呼吸不畅顺。黄婶顿时感到不安起来："哎呀不好！难道我也得了心肌梗死？但是我从来就没有发过心绞痛呀！"

好在姐妹们还没有走远，听到呼叫，大家赶紧把黄婶送到医院。医生根据其症状和体征，开了下肢静脉血管的彩超和胸部 CT 检查单，很快，诊断出来了，是 "下肢深静脉血栓形成" 并发了 "肺动脉栓塞"！

有关深静脉血栓形成（也就是 DVT）的问题，前面已经说过了。黄婶就是因为坐得太久，导致下肢血流淤积，出现了血栓。本来，腿肿了，应该是静脉血栓形成的征兆，如果能及时植入下腔静脉滤器并采取抗凝溶栓治疗，是能够有效预防肺栓塞的。但是，黄婶突然起身活动，挤压了下肢的静脉血栓造成其脱落，血栓块被血流冲到肺动脉里面去了，导致肺栓塞的形成。

黄婶的肺栓塞症状还不轻，怎么办呢？

急诊室医生对黄婶采取了吸氧、镇静和止痛等治疗措施，然后将她迅速地送到介入室。介入医生将导管插到黄婶的肺动脉，造影证实肺栓塞后，立即对阻塞肺动脉的血栓块进行了破碎和抽吸，又在残留的血栓里面注入了溶栓药物。很快，黄婶的心电监测指标和不适症状得到明显改善（图6-16）。

由于黄婶的下肢静脉里还有比较多的血栓，为防止其再形成新的肺栓塞，医生又为其放置了下腔静脉滤器，并对下肢深静脉内的血栓也进行了必要的处理。就这样，黄婶的生命得以保全，健康也得到了恢复。

其实，只要诊断明确，治疗措施得当，大多数的肺栓塞还是可以治疗的。只是，还是需要提醒大家，千万不要坐在麻将台、电脑台前"生根"了！适当的活动很有必要。同时，发生过血栓的患者还要遵照医嘱，按疗程服用抗凝药，以防止血栓的复发。

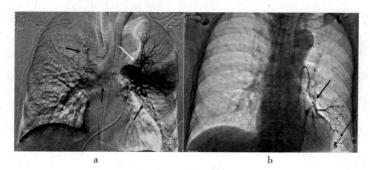

图6-16　肺动脉栓塞介入诊疗

a.肺动脉 DSA 仅左上肺动脉显示尚好（白箭头所示），左下肺动脉及右肺动脉均显示不佳（黑箭头所示），提示大片肺动脉栓塞，病情危重；b.左下肺动脉血栓溶通后造影提示明显改善（黑箭头所示）。

剧烈的撕裂样胸痛，大汗淋漓，怎么办？

小马长得"人高马大、健壮如牛"，一向喜欢在绿茵场上驰骋。然而有一天，他刚上场不久，还未与对方球员发生冲撞的情况下，就突然栽倒在地！队友和教练围了上来，发现他早已大汗淋漓，口里叫着："有什么在撕裂我的胸膛！痛死我了！"

队医对小马的紧急救护措施并没有起到作用，只得将其紧急送往医院。经过CT检查，诊断很快得到确认。小马胸痛的原因，既不是"心肌梗死"，也不是"肺栓塞"，而是"主动脉夹层"。

提起主动脉夹层，体育界人士并不陌生。因为，与郎平同时代的美国排球巨星海曼、我国优秀的排球运动员朱刚、喀麦隆的足球中场猛将维维安·福和年仅20岁的青岛海牛队球员曹春鹏等都是因为这种病猝死在赛场！据报道，还有很多其他领域的名人如爱因斯坦、林肯、李四光等也是被这种病夺去了生命！

为什么好好的一个人会毫无征兆地突然而死呢？"主动脉夹层"竟是如此的可怕？

主动脉是体内最大的动脉，向全身供血的其他动脉血管全部都是它的各级分支。与所有其他器官一样，主动脉也会"生病"，其中最为凶险的就是主动脉夹层，有"夺命杀手"之称。

主动脉从心脏发出，直接承受来自心脏跳动的压力和巨大的血流冲击力。主动脉某处的内膜由于先天缺陷或后天病变而比较薄弱，在强力的血流冲击下被撕裂，血液从破裂处进入，导致撕裂的范围不断扩展，从而在主动脉壁内形成真、假两个腔隙。这就是"主动脉夹层"，以前也常被称为"主动脉夹层动脉瘤"。

所谓"真腔"就是能向各级分支供血的原有血管腔，而"假腔"就是血管壁内含血的夹层。随着夹层的进展，假腔扩大、压力增加，可以引起血管全层的破裂，从而引起患者死亡；而真腔由于受到压迫导致血流量降低，会造成相关脏器缺血而引起相应的症状。

急性主动脉夹层的典型症状往往为突发剧烈的胸背部撕裂样疼痛，严重的可以出现心衰、晕厥、甚至突然死亡。据报道 1 周内的死亡率高达 50%，1 月内的死亡率在 60%~70% 之间，也有 1 周内死亡率高达 90% 以上的报道，不少人还没有等到送进医院就死了。

怎么办？目前，对于主动脉夹层主要推荐介入治疗，即采用类似前面说过的食道带膜支架植入的方式，在电视透视引导下，通过股动脉穿刺，将带膜支架植入到被撕裂的主动脉腔内，将破裂口覆盖起来，就能够有效地逆转主动脉壁撕裂的恶性循环；同时，支架强化了主动脉壁，使其不再容易破裂；支架的支撑又扩大了被压迫的真腔，可以恢复其正常的血流供应。

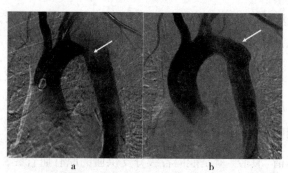

图6-17　主动脉夹层介入诊疗

a.DSA 显示主动脉夹层破裂处（白箭头所示），血流通过破裂进入假腔，真假腔密度不一；b. 支架植入术后复查示破裂口封闭，血管形态恢复（白箭头所示）。

应该指出，由于治疗主动脉夹层的介入器材相对较粗，病变的性质又凶险而复杂，所以介入操作的难度和风险也相对较高，必须要由有经验的医生来实施。如果您发现身边有人出现胸背部撕裂样疼痛伴大汗淋漓时，应立即拨打 120，患者需要迅速展开急救，吸氧、止痛、控制血压，及时转运至有条件的医疗机构进行救治。

就这样，小马通过医院的有效"介入"，起死回生了！

输卵管被堵了，还能怀上孩子吗？

小张和小李婚前深深相爱，婚后甜蜜幸福，但最近却双双眉头紧锁，一定是遇到什么烦心事了吧？

原来，双方的老人们想抱孙子，等得有点不耐烦了，就催他们：结婚都两、三年了，你们也不小了，还要贪玩到什么时候？然而，两位年轻人既很委屈，也很纳闷：我们也想要"爱情的结晶"呀！我们婚后并没有采取避孕措施呀，难道真有什么问题吗？于是，他们就去医院做了个检查，证实问题出在小李身上，是"不孕症"！而且证实不孕的原因就是"输卵管阻塞"。

众所周知，子宫是孕育后代的场所，而输卵管就是卵子与精子相会的"鹊桥"。输卵管很脆弱、很纤细，一旦经受损伤，发生感染，就很容易出现阻塞。"鹊桥"断了，"牛郎和织女"相聚不了，当然也就怀不上孩子了！

人一旦失去选择权，确实是很痛苦的。真的不想生也就罢了，想生而不能生，还能不眉头紧锁？

难道真就没有办法了吗？别急，介入医生有妙招！闭塞的血管可以再开通，闭塞的输卵管也一样可以重新开通，这种介入技术就叫"输卵管再通术"。

由于输卵管再通术可以通过阴道、子宫这条天然的通道，不必经皮穿刺，可以实现"无创"，所以，连局部麻醉都不需要。

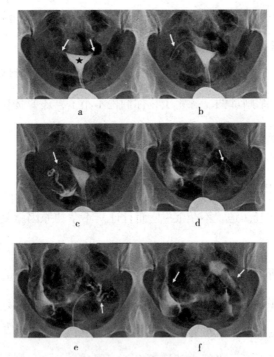

图6-18　输卵管再通术

a. 子宫输卵管造影示子宫为正常的倒三角形（黑星所示），双侧输卵管不显示，提示近端闭塞（白箭头所示）；b. 经阴道、子宫插入导丝（白箭头所示）行右输卵管再通；c. 再通后右输卵管已能正常显示（白箭头所示）；d. 导丝（白箭头所示）再行左输卵管再通；e. 左输卵管已能正常显示（白箭头所示）；f. 对比剂在盆腔弥散良好，提示再通术成功。

提醒一下，做这个治疗不能太焦急，要先配合完成一些必要检查，并在合适的时间（月经干净后 3~7 天）才能进行，以取得最佳的治疗效果。此外，介入治疗后最好能结合中医辨证，积极治疗引起输卵管阻塞的慢性炎症等原发疾病，以免输卵管再次发生闭塞。

怀不上孩子，如果是男人的问题怎么办？

小王的丈夫小丁是家中的独子，可结婚已经有四、五年了，小王的肚子仍然"不见动静"，婆婆对她的态度就慢慢变了，不时地会以"不会下蛋的鸡"来指桑骂槐。

这令小王非常郁闷，可去医院检查却并没有发现自己有什么问题。医生提醒她，应该让丈夫也来查一查，兴许根源就在男方身上。

因男方原因而不能怀上孩子，称为男性"不育症"。具体的原因很多，但常见的一类原因则是"精索静脉曲张"。

男性的睾丸产生精子需要有相对低的温度环境，所以必须待在"特制的"阴囊内，阴囊能够"热胀冷缩"，保持相对恒定的且一直低于体内的温度。比如"隐睾症"就是因为睾丸在体内没有下降到阴囊内，不能产生精子而造成不育症。精索静脉曲张时，曲张的静脉中饱含着淤积的血液，像蚯蚓一样盘曲在睾丸周围，也会使睾丸处在较高的温度环境中；同时阴囊被曲张的静脉团撑大，失去调节温度的能力，这都会影响精子的生成。

据统计，有 10%~20% 的青壮年男性会发生精索静脉曲张。当然，在这么多的患者中，很多人并没有症状或者症状很轻微，可以不需要治疗。但如果曲张严重，引起明显症状（如阴囊增大、下坠感明显），特别是造成不育症，就应该接受治疗了。

对于精索静脉曲张，吃药打针是难以见效的。传统的治疗方法是实施外科手术，将曲张的静脉结扎。通过介入治疗——精索静脉栓塞术（图 6-19），可以在微创的情况下达到同样的目的，当然就更受欢迎了。

精索静脉栓塞术是怎样进行的呢？简单地说，就是穿刺股静脉，将选择性导管在电视透视监视下插到精索静脉，将其栓塞，血液就不会经其倒流而产生阴囊部位的静脉曲张了，患者也不会感觉整天在两腿之间挂着个"大袋子"而行动不便了。

小丁听从了妻子的建议，经过检查确诊后，又做了介入治疗。一年后，小王的婆婆终于如愿抱上大胖孙子后，开心得不得了，由于内疚，对小王也是特别关照，一家人的生活其乐融融，羡煞旁人。

"观音送子"的传说可谓是家喻户晓，她"神通广大"，但却为什么仍有这么多不孕不育的案例？我原创的一首"七绝"就是这样的一个写照："观音大士道如何？送子千家误漏多！幸有明医施妙手，神州万户稚儿歌。"

是呀，幸好有开明的、高明的医生可以协助"观音大士"，让那新生婴儿的第一声啼哭成了千千万万不孕不育家庭中最动听的美妙音乐！

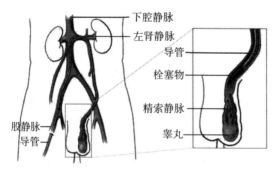

图6-19　精索静脉栓塞术示意图

脑内"定时炸弹"？吓人的吧？

吓人？是，也不是。也就是说，这个病真的很吓人，而不是我弄个概念来吓唬你。

怎么回事？因为脑内真的可能有这么个"定时炸弹"，一旦"炸了"真会要人命的。这个所谓的"定时炸弹"就是颅内动脉瘤。

动脉瘤并不是真正的肿瘤,而是动脉管壁在血流冲击下从其薄弱处向外鼓出去的"一个包",其形成的机制类似于消化道内的"憩室"。这个"包包"在血流的冲击下会越来越大,瘤壁也会如气球一样越来越薄,如果不及时处理,最终这个"包包"难免会破裂。

任何一条动脉都有可能发生动脉瘤,颅内动脉也不例外。动脉瘤一旦破裂,动脉血就会汹涌而出。发生在胸腹部等处的动脉瘤破裂,患者可因大量失血引起休克甚至死亡,也可因血肿压迫从而影响呼吸或出现其他症状;而颅内动脉瘤的破裂出血,因为受到颅骨的限制,失血量有限,但却会导致颅内压力迅速升高,因脑组织受压将导致患者很快陷入昏迷,危及生命。有的年轻人平素身体状况很好,运动中突然说头痛,等不及送到医院就陷入昏迷,最后证实就是颅内动脉瘤破裂了。

目前,用前面章节中所说的 CT 或 MR 血管成像就可通过无创性的检查完成颅内动脉瘤的诊断;而发现颅内动脉瘤后,为了防止其破裂,就应该做好"拆弹"处理,以消除隐患,因为颅内动脉瘤破裂后的处理比其他部位的动脉瘤更为困难。

传统的"拆弹"方法是开颅手术,夹闭动脉瘤。但手术无疑会使患者的颅骨以及神经功能受到损害,这种方式在今天看来代价有点过高,因为通过微创的介入治疗就可以很圆满地"拆除定时炸弹"。

介入疗法，一般先经股动脉穿刺，分别插管到脑内供血动脉进行选择性造影，进一步明确诊断，并评价颅内的侧支循环情况。然后，通过精细的操作，将动脉瘤栓塞掉（图6-20），让其以后没有机会再破裂。

不过，特别要强调的是，脑内的操作必须非常谨慎，只能栓塞动脉瘤本身，而不能把"载瘤动脉"（也就是发生动脉瘤的那支动脉血管）及其他正常的血管栓塞了，否则会引起严重的医源性脑梗死。此外，对于已经发生破裂的动脉瘤，如果争分夺秒，进行急诊介入抢救，还是有可能为患者争取到生存机会的。

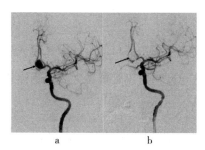

图6-20　颅内动脉瘤栓塞术

a.颈内动脉 DSA 显示颅内动脉瘤（黑箭头所示）；b.介入栓塞后复查，示动脉瘤已不显示（黑箭头所示），而载瘤动脉保持通畅。

脑梗也能做介入？

当然能做介入！前面的病例说明，心梗是可以介入的，脑梗不过就是部位换了一下，其实性质也是一样的。

　　"脑梗"即"脑梗死",通常也称为"脑梗塞"或"缺血性中风",绝大多数都是由于脑动脉硬化合并血栓形成,造成了血管狭窄和闭塞,导致脑细胞缺血、缺氧,继而变性坏死。少部分是因其他部位的血栓栓子脱落,再经血流而阻塞脑内血管,这种情况也称为"脑栓塞"。

　　脑梗的介入方法有诊断性的脑血管造影,也有治疗性的插管溶栓、取栓、血管成形及支架植入术。由于脑梗多有血栓的因素,争取在发病后6小时内进行急诊溶栓治疗,就有可能逆转脑梗的进程,挽救缺血的脑组织,不至于出现坏死。对于溶栓无效或可能引发出血的脑梗患者,介入取栓是一个很好的手段,近年来的一些专用器材的出现极大地提高了介入治疗的成功率,可以快速开通血管,避免大面积脑梗死危及生命、严重偏瘫或"植物人"状态。

　　有些老人不时出现头晕头痛、肢体麻木、记忆力减退、反应迟钝、言语不利、舌僵、轻度面瘫、偏侧肢体轻瘫等症状,而且可能反复出现。做MRI或CT检查,常会诊断为"腔梗",即"腔隙性脑梗死"。腔梗是脑内小范围的脑梗死,脑动脉造影常会发现颈内动脉、大脑中动脉、椎基底动脉等有严重狭窄或闭塞。对于这些患者,采取球囊扩张成形及支架植入术,就能够很好地改善脑部的缺血状态,避免大面积脑梗的发生。

　　脑梗很危险,介入可保全。

介入还能减肥？

在肥胖人群越来越庞大的今天，减肥已经成为全民的日常话题。

怎么减？"管住嘴、迈开腿"的说法俨然已经成为公理。然而，不少人认真而刻苦地照办了，但直至饿得头昏眼花、累得疲惫不堪，体重却迟迟不见减轻；或者虽有短期效果，但却很快出现反弹。

有没有减肥捷径？也有，比如利用刮匙样的器械通过皮肤切口将皮下脂肪刮碎再吸出，以达到减肥目的"抽脂减肥术"就是，但这种手术容易出现并发症。

另外，还有缩胃、缩短小肠或胃旁路手术等外科手术，也可以实现减肥的目的。但这些减肥手术的并发症同样很多，据报道 6 个月内并发症发生率可达 40%，而且患者还必须终身服用复合维生素，坚持低脂食品，戒酒等。很多人其实并不能耐受手术减肥的"摧残"。

那介入能够减肥吗？还真能！介入减肥是一种创新疗法，历史非常短，但已经显示出广阔的前景。

我国著名的介入专家滕皋军教授于 2011 年开始进行动物试验，采用聚乙烯醇颗粒栓塞犬的胃左动脉，结果表明能够安全、有效地辅助减肥。同时，国外学者在猪身上进行了研究，也取得类似的结果。在动物实验的基础上，滕教授团队于2016年5月开始进行了严格而科学的人体研究，证实了介入减肥确实有效，还能改善脂肪肝症状，而且很安全，没有出现严重并发症。

胃左动脉栓塞术本身并不新鲜，因为它是治疗上消化道出血的常用方法，对于介入医生来说，这种操作简单易行，止血效果可靠而安全。但用来减肥，真的就是新鲜事。国外学者通过回顾性研究，发现了这种止血法竟然有降低患者体重的"副作用"，这对于肥胖者来说岂不就是"福音"？

那么，胃左动脉栓塞为什么能够减肥呢？原来，胃能够分泌刺激食欲的激素——生长素释放肽，而这种激素主要由胃底部分的细胞产生，而胃底的血供恰恰来自胃左动脉。栓塞胃左动脉后，生长素释放肽的产生自然会减少，必然的结果就是食欲下降，最终导致体重减轻。

减肥路上传福音，轻松脱帽小胖墩。食不甘味"吃货"瘦，不知是喜或伤心？

介入还能治痔疮？

行走坐卧多不便，"十男九痔"苦难言！

痔，俗称痔疮，是一种非常常见的"私隐之疾"，不可为外人道也！其实女士并非能够"免俗"，甚至还有"十女十痔"的说法。

对于痔疮这种"难言之隐"，想要"一洗了之"可不容易。虽然已有多种内科、外科疗法可供选择，但整体说来，内科疗法效果欠佳，而外科疗法痛苦较大，并发症也较多。

看过本书前面的介绍，大家知道：内科不佳、外科不妥时，就要想到介入了！但也许是这种私隐之疾暂时还没有吸引到太多介入医生的关注吧，迄今为止开展介入治疗痔疮的医院还真不多。所以，一听说用介入治疗痔疮，真的有"眼前一亮"的感觉。

据报道，介入治疗痔疮的新奇想法源自一位法国医生，国内则由苏大附二院介入科的靳勇主任首次引进并开展，目前已经取得了良好的疗效，得到了患者的交口称赞。

最近的研究表明，来自于直肠肛管周围的动脉血流增加是痔疮形成的重要原因，这与以前认为是局部静脉压力过高造成痔疮发生的理论有了明显区别。既然是动脉血流增加引起痔疮，那通过栓塞供血动脉减少其血流不就行了么？的确，理论能够指导实践，介入治疗痔疮正是基于这种理论而开展的尝试。

痔疮的主要供血动脉一般是直肠上动脉，它又是来源于从腹主动脉分出的肠系膜下动脉。在解剖知识和痔疮形成理论的支撑下，介入医生从股动脉穿刺入路，将细小的导管选择性插入到肠系膜下动脉造影，一般就可以见到直肠上动脉明显变粗，并随后可以见到直肠肛管附近汇聚形成的粗大引流静脉，这些粗大的引流静脉团就是"痔疮"。

诊断明确后就可以立即进入治疗环节——将约 1 毫米粗细的微导管超选择性插入到直肠上动脉远端，再用头发丝粗细的微弹簧圈将其栓塞就好了！

现有资料显示，痔疮栓塞治疗的技术成功率可达 100%，随访一个月的临床成功率约超过半数，疗效不满意的患者还可再次补充栓塞，同样可获得满意的效果。与外科手术相比，介入治疗痔疮的最大优势在于创伤小、恢复快、安全无痛苦。

轻松去隐疾，介入好神奇！

为什么有的人需要多次做介入？

介入的具体操作方法很多，针对的具体疾病也各不一样。像前述的主动脉夹层的介入治疗、部分血管瘤、子宫肌瘤、囊肿等的介入治疗可能一次就能够解决问题，部分没有扩散转移的恶性肿瘤也有可能通过一两次的消融治疗得到根治。但是，对于大多数的恶性肿瘤来说，由于往往已经处于不能手术的中晚期，多次介入治疗常常是必要的。

应该很少有人会认为吃一两次药就治好一个病吧？然而，相当多的人却希望通过一次介入就能够治愈疾病，对介入还要多做几次很不理解。为什么呢？因为人们通常也把介入叫作"介入手术"，手术当然不能反复做了！

殊不知，即便是外科手术，有时也不是一次就能够解决问题的。比如肾结石、胆结石等，外科手术取石后，说不定过不多久又会因为结石复发，还得再取！

再说回已经失去手术切除机会的恶性肿瘤。由于肿瘤较大，出于保护患者的目的，一次介入所注入的抗癌药、栓塞剂等必须有一定的限制，否则就会造成"肿瘤死了，人也死了"的后果。所以，通常介入结束后，难免会有一些肿瘤细胞得以残存。而这些残存的肿瘤细胞可不是"吃素的"，它们又会疯狂地"生儿育女、发展壮大"！为了杀灭这些残存的肿瘤细胞以及它们的"子子孙孙"，就得进行再次的介入治疗，这就如同"割韭菜"，需要一茬一茬"割下去"。其最终结局如何？这又如同"拔河"，肿瘤生长的速度如果大于介入杀灭的速度，肿瘤就会继续发展，有可能最终导致患者死亡；而如果介入杀灭的速度大于肿瘤的生长速度，肿瘤则就会缩小甚至让肿瘤最终得到治愈。

从这个意义上来说，在肿瘤没有完全消失之前，患者最好还是要遵照医嘱接受必要的介入复治。同时还要注意调整自己的身体状况，及时复治，不要让本已受到严重创伤的肿瘤有了"卷土重来"的机会。

抗日战争十余年，可别轻易失信念！

反复输液，血管都找不到了，怎么办？

吃药和打针是人们熟知的治疗手段，对于一些慢性病患者，甚至每天都要输液用药，而反复的静脉穿刺会造成患者手脚瘀肿，最终导致患者的全身上下都难以找到可以进行静脉输液的血管，护士很为难，患者更痛苦。

怎么办？办法总比困难多，介入医生有妙招。这个妙招就是"输液港植入术"（图6–21a）。

医生可经患者的锁骨下静脉、颈内静脉等处进行穿刺，将一条细小且可以长期留置于血管内的软管，在电视透视的监控下准确地插入上腔静脉（如果选择在股静脉等处入路则插入下腔静脉），然后把这条软管与"输液港"港体相连接，并将它们埋植在前外侧胸壁的皮肤下面，再把伤口缝合包扎后手术就完成了。这个"输液港"的港体只有约一元硬币那么大，软管还不到2毫米粗，植入完成后不必等伤口愈合就可以用来输液用药！

　　输液港有一定的厚度，一般隔着皮肤能看得见、摸得着，但它可以完全被皮肤保护起来，等伤口愈合后，就好像成了身体的一部分，不像平常所用的"静脉留置针"或"PICC 管"一样留有皮肤伤口。因此，输液港植入后，不容易造成伤口感染，也不会影响洗澡等日常运动。当需要用它来输液时，护士只需摸着它，用无创针直接一插到底就好，定位穿刺完全没有难度，比肌肉注射还要快捷而准确，多方便呀！一旦输液港完成了使命，也可以完整地取出来（图 6-21b）。

　　自从有了输液港，长期打针不再难！

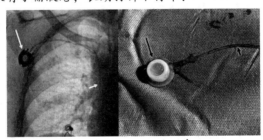

图6-21　输液港植入与取出术

　　a.输液港植入后 X 线平片，显示皮下的港体（细长白箭头所示）与管头位于上腔静脉下段的留置管（粗短白箭头所示）；b.照片图，可见刚被完整取出的输液港体（细长黑箭头所示）及其留置管（粗短黑箭头所示）。

超声介入是怎么回事？

　　在前面"什么是介入？"的问题解答中，已经提到过"超声介入"这个词语，它其实是"介入放射学"发展和延伸后的产物。由于超声具有操作简便、价格低廉而且没有辐射危害的优点，因此"超声介入"呈现出良好的发展前景，所以再对其做一些具体的说明。

大家都知道，介入治疗都是需要影像设备引导的，就好像是先用"照妖镜"将病魔"定住"，让它跑不了，再拿"金箍棒"或者"九齿钉耙"打死它。

超声也是这样一面"照妖镜"，超声探头如同"火眼金睛"般可以扫描患者全身，通过连接实时超声影像监视，病魔就难以逃跑。比如，发现了乳腺肿块、甲状腺肿块等可疑病灶后，顺着超声探头的方向，无须开刀，只需将活检针准确地插入病灶，就可以取出肿块组织进行病理学检查，这就好比将"病魔"打回原形，看清其到底是"老鼠"还是"毒蛇"变的了。整个超声介入的过程就像医生帮你打了一针一样，真正地实现了"微创"。

然而，超声介入的作用并不仅仅如此，借助小小的探头还能实现疾病的治疗哦！

比如，当超声扫描检查出来是肝囊肿、肾囊肿或卵巢囊肿，不一定需要开刀，超声介入就能帮到你。即顺着超声探头的方向，准确地将穿刺针插入到囊肿内，将囊液抽除干净后再注入硬化剂，这个"手术"就结束了！再比如，当病理检查结果提示是实质性肿瘤时，则将穿刺针换成消融针，就可以实现肿瘤的介入消融（图6-22）。

总之，相对于开放式手术，超声介入具有简单、快捷、安全、微创的优点，值得推广应用。所以说，小探头也有大作用！

顺便说一下，前面提到过的"CT介入""MRI介入"与"超声介入"都有相似之处，只是将超声设备换成CT、MRI设备来引导穿刺，同样可以进行穿刺活检、硬化、消融等介入操作。当然，设备不同，所需要的配套器械（比如MRI介入就需要专门的磁兼容器材）和技术要点还是有些区别，如果大家有兴趣的可以进一步了解。

别看超声探头小，火眼金睛病魔愁！

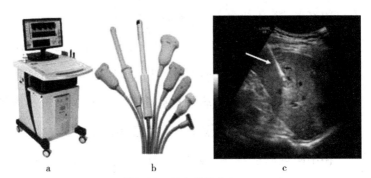

a b c

图6-22 超声引导介入

a.超声机照片；b.各式超声探头照片；c.超声影像下可见穿刺针（白箭头所示）直达病灶。

中医理论对介入诊疗有什么意义？

介入诊疗技术是在医学影像设备和医用器材发展的基础

上开发的新技术，它具备现代医学的特征，却并具备仅属于西医或仅属于中医的排他属性。与西医院一样，越来越多的中医院或中西医结合医院开展了介入诊疗，涵盖肿瘤、心血管、神经、消化、泌尿生殖、骨关节等各个类别的疾病，甚至于在诸如不孕、中风、胸痹、腰痹、崩漏等中医优势病种中均有广泛的应用，得到广大医务人员及患者的认可。

介入诊疗是在影像设备的引导下，往往是针对病变局部直接进行相关操作的。在介入诊疗的过程中，如果一味地强调局部，认识不到局部病变往往只是全身性疾病的一部分，则很有可能陷入"只见树木，不见森林"的境地。

中医理论认为，患者是一个有机整体，并非是一个模块化的可以随意拆卸、组合的机器。中医诊疗过程中处处体现着辨证思维，强调整体观、动态平衡观和对立统一观，充分体现出东方文明所特有的整体思维方式，值得继承和发扬。

在中医理论指导下，从事介入诊疗的医师就不会仅关注"出现症状"的局部，眼界和格局自然也会放开。例如，对于输卵管性不孕症，如果只关注到输卵管阻塞这一局部因素，在介入疏通输卵管后就认为万事大吉了，其实就很难以达到受孕的目标，且可能导致较高的再闭塞率和异位妊娠发生率。而在中医整体观和辨证思想的指导下，充分认识到引起输卵管阻塞的病因、病机，有针对性地改善身体的受孕环境，则可以显著提高临床疗效。

再比如，对于恶性肿瘤，如果一味强调介入的局部"攻伐"，会导致患者的体质每况愈下，很可能得不偿失。而在中医理论指导下，重视中医药在减毒增效中的积极作用，通过中医辨证论治，就可以改善患者基础身体状态，并且有助于缓解化疗的毒副作用、减少并发症，从而有助于患者渡过难关，恢复健康。

介入那么好，就没有风险吗？

其实，任何事情都会有风险，走个路，上个街，甚至是睡在自家床上，也难保不会发生意外。介入同样也会有风险，何况它还要动针、插管、注药、麻醉。所以，在介入前，医生一定会让患者和家属签写"知情同意书"，将可能出现的风险对患者和家属做个说明，并征得同意。介入操作之前签写的"知情同意书"，并不是医生想要推卸责任，而是双方都强化一下风险意识，既让患者与家属做好配合，同时也警醒医生在术中不能麻痹大意。

如果要说介入操作的风险很高，这也不对。大家可以参考前面说的，因为介入是微创甚至是无创的，它的风险有时候甚至还不如肌肉注射和静脉输液高。"知情同意书"上列举的各种风险只是"有可能"发生，其实出现这些风险的概率通常是非常低的。当然，大多数介入治疗的风险肯定要超过肌肉注射和静脉输液，但比起外科开放式手术，风险就大大地降低了。

需要说明的是，我们做任何一件事，既要考虑"做"的风险，还要考虑"不做"的风险。打个比方，前面提到主动脉夹层的介入治疗风险高，会有部分患者在术中死亡，或出现术后截瘫等风险，但如果不积极治疗，大部分患者会死亡，甚至有报道说 I 型主动脉夹层死亡率可达 100%！因此，权衡利弊后，相信绝大多数患者都会选择"搏一搏"，以争取生存的机会。

介入让人有些恐惧的另一个风险是辐射的危害，可能是近年来有些相关报道有些言过其实了。这种情况主要是要考虑到一个取舍的问题，即"吃点射线"换来病情好转是不是值得？其次，现在有些介入完全可以通过没有射线的超声或 MRI 来引导，即使是用有射线的 DSA 来引导，由于设备的不断进步，射线量也已经成几何级降低了，完全没有必要那么恐慌。最后，如果还有人感到恐惧，就请看一看介入医生，他们也是"凡胎肉体"，可连年累月站在患者身边，天天"吃射线"都不怕，而患者只是有限地"吃"一次或几次而已，就因担心辐射危害而想放弃必需的介入诊疗，是不是有些让人费解？

天下何处无风险？利害相权自坦然！

附录 1 英文缩写对照

英文缩写	英文全称	中文全称
AD	Alzheimer disease	阿尔茨海默病
CT	Computer tomography	计算机体层摄影
DSA	Digital subtraction angiography	数字减影血管造影
DVT	Deep venous thrombosis	深静脉血栓
ERCP	Endoscopic retrograde cholangiopancreatography	内窥镜逆行胰胆管造影
IVP	Intravenous pyelography	静脉肾盂造影
KUB	Kidney ureter bladder	泌尿系平片
MRCP	Magnetic resonance cholangiopancreatography	磁共振胆胰管造影
MRI	Magnetic resonance imaging	磁共振成像
PE	Pulmonary embolism	肺动脉栓塞
PET	Positron emission tomography	正电子发射体层成像
PTC	Percutaneous transhepatic Cholangiography	经皮肝穿刺胆道造影
PTCD	Percutaneous transhepatic Cholangial Drainage	经皮肝穿胆道引流术
PTS	Post-thrombotic syndrome	血栓形成后综合征
SPECT	Single photon emission computed tomography	单光子发射体层成像
TACE	Transcatheter arterial chemoembolization	经动脉化疗栓塞
USG	Ultrasonography	超声成像
VTE	Venous thromboembolism	静脉血栓栓塞症

附录2　阅读前后自测题

1. 什么是医学影像学？

2. 有哪些方法可以看到体内的病灶？

3. 什么是透视、X线摄片和造影？

4. DSA有什么用处？

5. 什么是CT？

6. 什么是MRI？

7. 什么是超声检查？

8. 什么是SPECT/CT和PET/CT？

9. 怎样进行影像学诊断？

10. 如何分析病变的特征？

11. 变异和病变有什么不同？

12. 憩室和溃疡有什么不同？

13. 骨折的特异性诊断依据是什么？

14. 肺错构瘤有什么典型表现？

15. 卫星征有利于什么疾病的诊断？

16. 如何确诊支气管扩张？

17. 你会诊断包虫病吗？

18. 溃疡型胃癌有什么特殊的影像表现？

19. 乳腺癌的典型表现有哪些？

20. 你知道肝癌和血管瘤的鉴别依据了吗？

21. 肝转移癌的典型影像表现是？

22. 你会诊断典型的肝囊肿了吗？

23. 腹部出现阶梯样液平面，应该诊断什么病？

24. 竹节样脊柱是什么病的典型表现？

25. 椎间盘突出该选择什么检查方法？

26. 肢体外伤时如何选择影像检查？

27. 头部外伤该首选 CT 还是 MRI？

28. 咳嗽、胸痛，该先做什么检查？

29. 怀疑冠心病，如何选择检查方法？

30. 急性腹痛，如何优选检查方法？

31. 考虑尿路结石，应该先做什么检查？

32. 怀疑胃肠道穿孔，该做什么检查？

33. 孕妇和幼儿怎样优选影像检查方法？

34. 腿脚冰凉疼痛，如何优选检查？

35. 一条腿突然肿了，应该先做什么检查？

36. 想了解肿瘤的早期转移，什么方法最敏感？

37. 什么是介入？

38. 介入有什么优势？

39. 为什么介入能够做到微创？

40. 介入能够应用在哪些方面？

41. 咳血、呕血、便血，如何快速止血？

42. 失去切除机会的肿瘤还能治好吗？

43. 为什么肝癌的介入治疗这么受欢迎？

44. 对于黄疸，介入能有什么作为？

45. 腿痛和间歇性跛行的问题怎么解决？

46. 发现静脉血栓，介入如何做？

47. 进行性吞咽困难，你有什么好办法解决？

48. 输卵管阻塞了，你有什么高招？

49. 如何解除脑内的"定时炸弹"？

50. 找不到可以输液的血管了，你有什么主意？

附录3　涉医诗歌选录

☆七律·医道

莫辨亲疏分贵贱，医心救死也扶伤。胸怀释道无求念，手掌刀针有效方。

济世悬壶休拜印，登台运术要循章。杏林繁茂别言止，应喜独贫万众康。

注：该诗化入一些典故，特别是清代老中医范文甫的联对"但愿人皆健，何妨我独贫。"，表达从医理念和善意。

☆沁园春·广州中医药大学一附院

一院雄姿，北倚云山，南望珠江。踞三元里内，人杰地利，楚庭仙顾，德义天彰。邓老经纶，袁师技艺，普济军民遍四方。杏林盛，更万千桃李，竞吐芬芳。

全心救死扶伤。一切为，人民的健康。谨呵护生命，追求卓越，同心协力，谱写华章。传承创新，精诚至善，融汇中西美誉扬。别停步，让人间大爱，永久无疆。

注：该词上片涉及我院地理人文典故，如首届国医大师邓铁涛、救治军嫂和老农并开创我院骨科的袁浩、医患义重、师生情深等事迹，下片主要

融入我院院训、宗旨和精神。

☆歌词·医患情

医患情，海样深，堪与托性命；驱病魔，解苦痛，精诚济苍生。来吧，朋友，你我紧握手，重缘分，相照应，胜似一家人。

注：该歌词应医院团委之邀，按2008年北京奥运会开幕式的主题曲《我和你》填词而成。

☆歌词·时间都去哪儿了–影像科版

登记投照不容差

扫描处理有章法

医护技工情无价

奉献为万户千家

铅衣里面无干纱

辐射伤身损鬓发

高磁场下噪声大

影屏前头昏眼花

时间都去哪儿了

夜以继日年复一年辛劳啊

身心疲惫容颜老

整天还提防医闹打呀砸呀

时间都去哪儿了

生命健康守卫者重任在肩啊

攻坚克难不停步

是天使是魔鬼评说且由他吧

注：该歌词于 2014 年应邀填词而成。

☆歌词·白衣战士之歌

白衣是我们的装束

天使是我们的别称

我们是自豪的战士

承袭着先辈烙刻的光荣之印

迎来婴儿第一声啼哭

送别老人最后的一程

我们是尽责的战士

奉献着仁慈博大的天使之心

死神因我们而却步

病魔因我们而远遁

我们是坚强的战士

守护着牢不可破的生命之门

假日我们仍在手术

夜晚我们还在应诊

我们是辛勤的战士

铸造着精诚无私的医护之魂

战胜了肆虐的非典

抗击了残酷的强震

我们是英勇的战士

充当着无坚不摧的主力集群

清廉是我们的本性

贪腐是我们的敌人

我们是圣洁的战士

续写着青史留芳的灿烂诗文

☆**为中国放射医师而歌**

伦琴筑舰，亨氏扬帆，

中国精英接力引航。

承启先驱和后辈，

桥接基础与临床。

放射医师志气昂。

会旗迎风展，

医海竞翱翔！

奇趣的磁，神妙的光，

皆成我们捕魔的枪。

定位定量再定性，

更兼定期高清像。

病灶初萌即难藏。

成就医者愿，

众生健而康！

注释：

1. 伦琴：指发现 X 线的 Wilhelm Röntgen；亨氏：指发明 CT 的 Hounsfield。

2. 承启：即承先启后。

3. 桥接：比较认同的说法——放射影像学是基础与临床间的桥梁学科。

4. 会旗：指中国医师协会会旗。希望全体放射同道在旗帜下共同努力！

5. 医海竞翱翔：此处的"竞"，指各位同道争先恐后、力促学科发展的状态。

6. 奇趣的磁：指 MRI，磁场交变，质子共振竟然可以成像，有趣有趣。

7. 神妙的光：指伦琴发现的不可见"X 光"，本身不可见，却可助放射医生看到体内影像，是不是很神妙？

8. 捕魔：即捕捉到病魔，指放射医师能够发现病变。

9. 医者：泛指全体医务工作者，他们的愿望都是维持众生健康。而早期发现病变，早期做出"定位、定量、定性、定期"诊断，才是实施有效的针对性治疗的前提。所以，有了放射医师的贡献，才能够成就全体"医者"的愿望。

后 记

本人有感于医学影像学迅猛发展而其科普教育却几乎空白的现状，于2013年在暨南大学出版社出版了一本医学影像学科普读物《巧用光和影，病魔难遁形——医学影像学漫谈》，它的出版，在一定程度上吸引了大众对医学影像学的关注。该书在传播和普及影像学知识方面的作用以及清新脱俗的写作风格，获得了同行的好评，特别是得到了中国中西医结合学会医学影像专业委员会专家们的认可。他们认为，该书是第一部富有中西医结合特色的影像科普读物，值得推荐学习。

经过数年的思考和积淀，本人在上一本书的基础上，梳理了医学影像科室日常工作以及向患者普及影像学知识过程中的心得和体会，并收集同行们的意见和建议，同时吸收了影像学发展中的一些新突破，重新构思了全新的创作计划，从"看病"这一独特的视角入手进行组稿。编写计划完成后，积极与中国中医药出版社的农艳编审进行了沟通，并得到了大力支持。本书的编写计划也得到中国中西医结合影像专业委员会名誉主任委员张东友等多位教授的积极响应，成立了编委会，根据不同专家的擅长和特点分头编写。在此，对本书所有参编人员及其所在单位为本书的编写做过贡献的每一位同仁们表示最诚挚的谢意!

本书作为一本科普读物,主要是面向社会大众,它语言通俗易懂,讲解深入浅出也特别适宜作为医学生学习医学影像学的入门参考书。当然,对于非影像专业的医务工作者和影像专业的初级工作人员,在遇到"选择焦虑"或医患沟通困难时,也不妨拿来作为参阅之用。

书籍写作也是一门"遗憾的艺术",差错和不足在所难免,敬请各位读者不吝指教,非常感谢!

王芳军

2019 年 1 月